湖南省高职高专药学类专业特色教材

U0745974

医药市场营销实训

主　编　胡良惠

副主编　甘湘宁

主　审　刘　姿

编　者（以姓氏笔画为序）

邓　媚　甘湘宁　刘　姿　吴泉利

胡良惠　黄　露　赖玲波　鲍　娜

谭彦琦

中国健康传媒集团

中国医药科技出版社

内 容 提 要

　　本教材是"湖南省高职高专药学类专业特色教材"之一，以职业岗位活动为导向，以职业技能为核心，基于医药市场营销工作过程，根据营销人员工作岗位需求的不同，内容采用以技能训练为主线、相关知识为支撑的编写思路，具有较强的可操作性和实用性。主要包括营销认知、医药市场调查、医药市场营销环境分析、医药市场消费者研究、医药市场开发、医药营销策划、医药营销管理、校园体验、医药营销公共关系等。

　　本教材可供高职高专院校药学类专业师生使用，也可作为医药营销人员学习培训的教材，还可供从事医药营销相关工作的人员学习参考。

图书在版编目（CIP）数据

医药市场营销实训 / 胡良惠主编 . —北京：中国医药科技出版社，2018.10
湖南省高职高专药学类专业特色教材
ISBN 978-7-5214-0474-6

Ⅰ.①医…　Ⅱ.①胡…　Ⅲ.①药品—市场营销学—高等职业教育—教材　Ⅳ.①F724.73

中国版本图书馆 CIP 数据核字（2018）第 223034 号

美术编辑　陈君杞
版式设计　南博文化

出版　**中国健康传媒集团** | 中国医药科技出版社
地址　北京市海淀区文慧园北路甲 22 号
邮编　100082
电话　发行：010-62227427　邮购：010-62236938
网址　www.cmstp.com
规格　787×1092mm $^1/_{16}$
印张　7
字数　110 千字
版次　2018 年 10 月第 1 版
印次　2023 年 8 月第 5 次印刷
印刷　北京市密东印刷有限公司
经销　全国各地新华书店
书号　ISBN 978-7-5214-0474-6
定价　**18.00 元**

获取新书信息、投稿、为图书纠错，请扫码联系我们。

前言

医药市场营销实务是药品经管与管理专业、药品服务与管理专业、医疗器械经营与管理专业、言语听觉康复技术专业、药学专业、中药专业等专业的专业课程，是一门理论性和实践性均较强的学科。

本教材是"湖南省高职高专药学类专业特色教材"之一，是《医药市场营销实务》教材的配套实训教材，以职业岗位活动为导向，以职业技能为核心，侧重对学生动手能力与职业技能的训练，对学生的实践操作有很好的指导作用。为使内容更具针对性和实用性，在编写该教材之前，走访了药品制造企业、批发和零售企业，对营销人才岗位需求进行深入调查，通过对相关职业岗位及其岗位工作任务的分析，针对性地设置实训背景资料，确保实训内容来源于岗位工作实际。

本教材根据营销人员工作岗位的不同，从组建营销团队开始，以前期的市场调研（设计调研方案、设计调查问卷、撰写调研报告）、中期的消费者分析和营销策划（观察消费者购买行为、不同顾客角色扮演与接待、产品品牌策划、药品POP广告设计、营业推广方案制订等）及后期的公共关系处理（客户投诉处理、危机公关管理）等环节为主线进行实训安排。通过项目实训的开展，使学生进一步学习和运用医药营销相关知识，掌握有关营销技能，提高职业能力和职业素养。

本教材是所有编写人员努力合作的结晶，所有成员反复磋商、认真斟酌，数易其稿，由甘湘宁和胡良惠统稿、校订，最后由老百姓大药房连锁股份有限公司的刘变审稿。本教材分九个项目共二十个实训任务，具体的分工如下：项目一、项目五、项目八实训二、项目九实训三由胡良惠编写；项目二、项目九实训二由甘湘宁编写；项目三由黄露编写；项目四实训一、实训二由吴泉利编写；项目四实训三、项目八实训一由鲍娜编写；项目六实训一、实训二由刘变编写；项目六实训三、实训四由谭彦琦编写；项目七由邓媚编写；项目九实训一由赖玲波编写。

在编写本教材过程中，得到了学校合作企业老百姓大药房连锁股份有限公司领导及一线人员的鼎力支持，以及九芝堂股份有限公司、益丰大药房连锁股份有限公司的领导及相关营销业务人员的悉心指导，在此表示最诚挚的谢意！

为方便实训教学需求，本教材中列举了部分药品及其他商品的品牌，特此说明。

由于编者水平有限且时间仓促，书中难免存在不完善与疏漏之处，敬请同行在使用过程中，给予批评与指导，以便我们及时修正，不断完善提高。

编　者

2018年7月

目 录

项目一　营销认知

实训　组建营销团队

一、实训目标

通过实训，了解团队建设的基本要求，学会组建团队，以提高学生的团队意识和合作能力。

二、实训要求

1. 班级推选若干个队长，由队长选拔团队成员 6 ~ 8 人，队内成员合理分工，相互配合。

2. 设计团队名称。

3. 设计团队口号。

4. 设计团队标志（图案、名称、象征意义），团队的基本颜色。

5. 团队的目标任务（本学期）。寻找合适项目（产品）、设计调研方案和调查问卷、撰写项目（产品）调研分析报告和营销策划、制订销售计划、产品的现场销售、客户投诉处理等等，并能制作相关项目PPT及陈述答辩等。

三、实训内容

（一）活动背景

在中国营销是最具挑战性的职业之一，充满了辛酸和劳苦，同时，营销也是让人最容易突破自己、快速成长的职业。大学是人生非常重要的一个阶段，作为一名身在中国的职业院校大学生、未来的职业人，我们应该注重自身综合素质的培养，树立良好的团队合作意识，为自己走上一条通往成功的康庄大道奠定坚实的基础。

（二）操作步骤

第一步：每个团队按先后顺序闪亮登场，向全体同学介绍并展示团队精神风貌，要求体现团队合作精神。

第二步：每个团队主动向大家问好，大声说出自己团队的响亮名称及自己的姓名，团队成员自报姓名要有特色，能给人留下深刻印象。

第三步：活动中举止文雅、大方，注意礼貌用语。

第四步：活动完毕，谢场。

四、知识储备

团队建设是指为了实现团队绩效及产出最大化而进行的一系列结构设计及人员激励等团队优化行为。营销团队建设的好坏，象征着一个企业后继发展是否有实力，也是企业凝聚力和战斗力的充分体现。

一个营销团队要求具备以下几点。

1. 团队要有明确的目标 团队的每个成员可能有不同的个性，但作为一个整体，必须要有共同的奋斗目标。团队做每个项目都要有目标和达成目标的步骤、措施、规划，各成员要为达成目标而共同努力。用通俗话说就是：人在一起不是团队，心在一起才是团队。

2. 团队成员要有合适的定位 有效团队的成员必须在清楚的组织架构中有清晰的角色定位和分工，团队成员应了解自己的定位与责任。就像大海是由无数的水滴组成的，每个人都是团队中的水滴。21世纪，个人敌不过团队。个人的成功是暂时的，而团队的成功才是永久的。

营销团队的成功靠的是团队里的每位成员的配合与合作。如同打篮球，个人能力再强，没有队友的配合也无法取胜。打比赛时5个人就是一个团体，有人投球、有人抢篮板、有人战术犯规，其目的都是为了实现团队的目标。

3. 团队成员要具备互补技能 要保证组织团队的有效、有力，组织成员之间应有互补性，一是要团队成员的个性互补，就像这个世界有男有女，方为和谐一样。二是要团队成员的能力互补，战国时期平原君赵胜，为何能解"邯郸之围"，与其所拥有各类能力的"门客"有关。因此，一个组织由有各类能力的人才组合在一起，才能更有力量。只有因材施用、因人制宜，团队才能产生1+1>2的效果。

4. 团队成员间的相互信任 相互信任是一个成功团队最显著的特征。成功靠团队共同推进，每个成员一定要明白，团队的利益、团队的目标重于个人的利益和目标。

5. 团队成员的良好沟通 团队成员间拥有畅通的信息交流，才会使成员的情感得到交流，才能协调成员的行为，使团队具有凝聚力和战斗力。

6. 团队队长的感召力、凝聚力 团队队长在团队中起到至关重要的作用，作为团队队长应具有感召力、凝聚力，把团队成员的心连在一起，形成一支优秀的、有战斗力的营销团队，使团队成员都能为团队的共同目标努力，顺利完成各项营销目标。

7. 团队成员的青春活力 团队之间要有竞争，创建的每支团队都要保持活力，成员要富有激情和创造力。没有士气的团队，是缺乏吸引力、凝聚力和战斗力的。而士气旺盛的团队，无论在何种环境、遇到何种困难，都是无往而不胜的。"狭路相逢勇者胜"就是最好的诠释，所以营销团队就应该是充满士气、昂首向前的团队。

五、注意事项

1. 团队能力强弱搭配。营销团队建设要通盘全面考虑，团队成员要求合理搭配，能相互弥补、相互促进，以保证各个项目有效地执行。

2. 队长责任制。班级营销团队建设要求所组建的几个团队实力相当，各团队队长应具有较强责任心，且有凝聚力。

3. 团队要重视文化建设。上下一条心、人人平等、集思广益，充分发挥团队的合作精神。

六、实训成果

各团队成员由队长带领，在班级大声说出自己团队的响亮名称、口号、队色等，展示队员精神面貌。并根据相关内容填写"营销团队组建表"。

营销团队组建表

日期：

团队名称	
团队口号	

续表

团队队色	
团队成员 （队长标"★"号）	
团队公约	
团队标志 （图案、名称、寓意）	

项目二　医药市场调查

实训一　设计市场调查方案

一、实训目标

通过实训，使学生在了解市场调查基本原理和基本方法的基础上，学会设计医药市场调查方案。

二、实训要求

1. 按事先分好的小组团队，每组6～8人，在可查找资料的实训室进行。

2. 每组由教师和学生共同选定感冒药的一个具体品牌（可选现实生活中常见的品牌，如999牌感冒冲剂等）。

3. 由教师组织学生研究确定本次调查的区域、对象和完成时间等。

4. 以小组为单位，设计出"××牌"感冒药市场调查的调查方案，制作PPT进行陈述。

5. 教师和学生共同对各组方案进行评价完善后，各组再确定最终调查方案。

三、实训内容

（一）活动背景

治疗感冒的药品作为非处方药的一大组成部分，竞争越来越激烈，面对新的市场、新的机遇，众多生产和销售企业在产品研发、市场开拓、营销组合、经营管理等方面采取何种应对措施、经营决策起关键作用，而市场调查就能起到提供决策依据的作用。某制药企业是一家有名的生产感冒药的厂家，假如你是该制药厂的一名市场部经理，准备在某地区针对该企业生产的治疗感冒的药品——"××牌"感冒药，进行一次终端市场状况的专题调查活动，了解消费者对"××牌"感冒药和竞争品牌感冒药的认知和使用情况，为企业制订营销策略提供依据。请为此制订一个市场调查方案。

（二）操作步骤

第一步：确定调查目的和内容

调查目的和内容应该明确、具体。在明确调查时，可以考虑以下问题："为什么要进行这项调查""想要知道什么""知道后有什么用"等等。如：了解药品市场基本环境，调查市场需求情况、竞争对手状况、顾客状况等。

第二步：明确调查的路径

（1）确定调查区域。调查区域要从药品市场调查的范围出发，要考虑调查对象的分布。

（2）确定调查对象。调查对象是明确被调查个体的特性和调查的总体范围，解决向谁调查和由谁来具体提供资料的问题。

（3）确定调查方法。用什么方法进行调查，主要应从调查的具体条件出发，以有利于搜集到需要的第一手资料为原则。

第三步：编制调查费用预算

根据调查的区域、对象和方法对调查费用的产生进行合理的估计。

第四步：确定调查人员及进度安排

这是市场调查顺利进行的基础和条件，也是设计调查方案时不容忽视的内容。

第五步：根据以上要求拟定市场调查方案的提纲

第六步：设计调查方案并能用PPT进行陈述

四、知识储备

在正式进行市场调查之前，需要根据市场调查的目的和要求，对调查的各个方面和各个阶段进行通盘考虑和安排，从而形成市场调查方案。市场调查总体方案是否科学、可行，关系到整个市场调查工作的成败。

调查方案中所涉及的内容主要包括：调查目的、调查对象、调查内容、调查地区范围、样本的抽取、资料的收集和整理方法、调查进度安排、调查预算、调研人员安排、相关准备事项等等。

根据市场调查目标，在调查方案中要列出市场调查的具体目的和要求，明确市场调查的对象，市场调查的对象一般为消费者、零售商、批发商，消费者一般为使用该产品的消费群体，但有时使用者和购买者并非一致。

在调查内容方面，可以根据市场调查的目的确定具体的调查内容。要求全面、具体，条理清晰、简练，但要避免把与调查目的无关的内容列入。

调查地区范围应与企业产品销售范围相一致，当在某一城市做市场调查时，调查范围应为整个城市；但由于调查样本数量有限，调查范围不可能遍及城市的每一个地方，一般可根据城市的人口分布情况，主要考虑人口特征中收入、文化程度等因素，在城市中划定若干个小范围调查区域，划分原则是使各区域内的综合情况与城市的总体情况分布一致，将总样本按比例分配到各个区域，在各个区域内实施访问调查。这样可相对缩小调查范围，减少实地访问工作量，提高调查工作效率，减少费用。

五、注意事项

1. **逻辑性原则**　设计方案的目的在于对调查工作总任务的各个方面和各个阶段进行通盘考虑和安排，制定出合理的工作程序，对调查起指导性作用。要求编制的方案具有逻辑性。

2. **简洁朴实原则**　要注意突出重点，明确方案中所要解决的核心问题，针对性强，具有实际指导意义。

3. **可操作原则**　编制的方案是要用于调查活动，其指导性涉及调查活动中的每个人的工作及各环节关系的处理。

六、实训成果

_____市场调查方案表

日期：

调查目的			
调查区域		调查时间	
调查对象			
调查内容			

续表

调查方法		
预定调查进度	时间安排	进度情况
调查预算		
调研人员安排		
准备事项		
批示		审核	

实训二　设计市场调查问卷

一、实训目标

通过实训，使学生掌握问卷设计的技巧，学会设计市场调查问卷。

二、实训要求

1. 按事先分好的小组团队，每组6～8人，在可查找资料的实训室进行。

2. 教师指导每组学生根据"××牌"感冒药调查目的和主题设计调查问卷，注意问卷的整体结构，问题设计的类型、数量、措辞以及问卷布局等。

3. 以小组为单位进行交流、讨论，综合每个同学的问卷，形成小组调查问卷并提交。

4. 教师和学生共同对各组提交的问卷进行评价完善后，各组对调查问卷进行定稿。

5. 由教师统一进行调查问卷的印制，每组调查问卷数量相同且不低于50份。

三、实训内容

（一）活动背景

某制药企业是一家有名的生产感冒药的厂家，假如你是该制药厂的一名市场部经理，准备在某地区针对该企业生产的治疗感冒的药品——"××牌"感冒药，进行一次终端市场状况的专题调查活动，了解消费者对"××牌"感冒药和竞争品牌感冒药的认知和使用情况，了解消费者对感冒药的购买状况和价值取向等。请根据"实训一"设计的调查方案，有针对性地设计"××牌"感冒药市场调查问卷，为下一步进行实地调查做准备。

（二）操作步骤

第一步：明确调查的目的，确定标题

概括说明调查的研究主题，以表明这份调查问卷的调查目的是什么。

第二步：拟写引言

引言主要包括问候语、自我介绍、填表说明等，这部分文字要简明易懂，能激发被调查者兴趣，争取合作和支持。

第三步：设计正文

（1）确定问题的类型。

（2）确定问题的措辞。

（3）确定问题的排列顺序。

第四步：列出附录内容

告知调查活动的结束和对被调查者合作的感谢，记录调查人员姓名、调查时间、调查地点和问卷编号等。

第五步：问卷评估与修改

第六步：定稿与印刷

四、知识储备

调查问卷是指调查者根据调查目的与要求，设计出由一系列问题、备选答案及说明等组成的向被调查者搜集资料的一种工具。

（一）调查问卷

调查问卷是市场调查的基本工具，调查问卷的设计质量直接影响市场调查的质量。一份比较完善的调查问卷主要包括标题、引言、正文、附录等内容。

1. **标题**　概括说明调查的研究主题，表明这份调查问卷的调查目的是什么。

2. **引言**　引言部分用来说明调查的意义和目的、调查项目和内容、填表说明、对被调查者的希望和要求等，这部分文字要简明易懂，能激发被调查者兴趣，以取得合作和支持。一般放在调查问卷标题下面的开头部分。

3. **正文**　它是问卷的主体部分，也是调查问卷最主要的部分，是市场调查所要搜集的主要信息，主要由一个个精心设计的问题与答案所组成。

4. **附录**　告知调查活动的结束和对被调查者合作的感谢，记录调查人员姓名、年龄、性别、文化程度、职业、住址、调查时间、调查地点和问卷编号等。要求简短明了，简单的问卷也可以省略。

（二）问卷设计技巧

问卷中问题类型主要有封闭式问题和开放式问题两种形式。

1. **封闭式问题**　即事先设计好针对问题的答案，被调查人员能从中选择答案。这种提问方式应答者回答简单，便于统计。但答案的伸缩性较小，被调查者有时可能不能完全表达自己的想法。

封闭式问题主要有：是非选择题、多项选择题、顺序题、程度评判题等形式。

2. **开放式问题**　这类问题因回答问题不受限制，所以调查人员可以从中获得足够全面的答案和更多真实情况。但因回答的难度大，答案过于分散，不易统计。所以在调查问卷中，开放式问题不宜过多。

开放式问题主要有：自由格式题、词汇联想题、语句完成题、故事完成题等形式。

市场调查中，常用的实地调查收集资料的方法有询问法、观察法和实验法，一般来说，前一种方法适用于描述性研究，后两种方法适用于探测性研究。企业做市场调查时，采用询问法较为普遍，询问法又可分为面谈法、电话调查法、邮寄法、留置问卷法等。这几种调查方法各有优缺点，适用于不同的调查场合，企业可根据实际调研项目的要求来选择。资料的整理方法一般可采用统计学中的方法，利用Excel工作表格，可以很方便地对调查问卷进行统计处理，获得相关的统计数据。

五、注意事项

1. **目的性要求**　问卷中的问题必须与调查主题密切关联，避免可有可无的问题。注意重点突出，把主题分解成具体的询问形式供被调查者回答。

2. **可接受性要求**　问卷要充分尊重被调查者，提问部分要亲切自然；应使用适合所有被调查者身份和水平的问题，使被调查者有能力回答；避免使用调查对象不熟悉的、过于专业化的术语。必要时可采取一些物质鼓励，并为被调查者保密。

3. **简明性要求**　调查内容明晰，调查时间简短，问题和问卷形式要简明易懂，措辞避免有歧义。提问要有单一性，避免把不同特性的问题合并提问。例如："您认为此次营销活动最突出和最重要的特点是＿＿＿＿＿＿＿"，这个问题就存在不妥当的多重提问。问卷设计要注意问题的数量，回答全部问题所用时间最多不超过半小时。

4. **非诱导性要求**　避免使用诱导性的问题或暗示性的问题。例如："您感冒常用小柴胡吗？"容易将答案引向具体产品，造成偏差，应改为"您感冒常用什么药？"。

5. **结构顺序要求**　设计问卷时，应按一定的逻辑顺序，合理安排问题结构顺序。设计问卷时，问题一般先简单容易后复杂较难；先封闭式问题，后开放式问题；同类问题尽量放在一起；问题和答案尽量在同一页。

6. **易统计要求**　问卷设计要考虑问卷回收后容易进行数据统计汇总，便于用计算机进行统计处理，以节省人力和时间，保证时效。例如："您的月收入是多少？"，这个问题不适合用开放式提问，应使用封闭式提问，设定收入界限供选答案。

六、实训成果

_____调查问卷

实训三　撰写市场调查报告

一、实训目标

通过实训，使学生在掌握调查资料的基础上，按撰写报告的一般要求与体例撰写调查报告。

二、实训要求

1. 按事先分好的小组团队，每组6 ~ 8人，在可查找资料的实训室进行。
2. 准备好上一阶段实地调查所获取、整理和汇总的文字资料、统计分析表、统计图等调查资料。
3. 教师帮助学生熟悉调查报告的撰写要求，指导学生根据调查资料撰写调查报告。
4. 以小组为单位，采取小组讨论的方式，各组形成调查报告上交。
5. 教师和学生共同对各组提交的调查报告进行评价。

三、实训内容

（一）活动背景

某制药企业是一家有名的生产感冒药的厂家，假如你是该制药厂的一名市场部经理，准备在某地区针对该企业生产的治疗感冒的药品——"××牌"感冒药，进行一次终端市场状况的专题调查活动，了解消费者对"××牌"感冒药和竞争品牌感冒药的认知和使用情况，了解消费者对感冒药的购买状况和价值取向等。请根据前期运用"实训二"设计的问卷进行实地调查获取并整理汇总得到的统计资料，撰写"××牌"感冒药市场调查报告。

（二）操作步骤

第一步：构思选题

选题即确定市场调查报告的题目，报告的题目与市场调查的主题要一致。

第二步：选取数据资料

根据前期实地调查获取的数据资料进行分析。

第三步：拟定提纲

围绕主题，列出报告的章节目录，集中表现报告的逻辑关系。

第四步：撰写报告初稿

按照拟定好的提纲，在把握观点的基础上，运用恰当的表达方式和文字技巧，充分运用调查中的信息资料，撰写调查报告初稿。

第五步：修改定稿

对撰写好的市场调查报告反复进行修改和审定，包括整体修改、层次修改、文字润色，保证调查报告的质量和水平。

四、知识储备

医药市场调查报告是用在医药市场调查中所得的事实材料对所调查的问题做出系统的分析说明，提出结论性意见的一种表现形式。

一份好的调查报告，能大大提高企业领导据此决策行事的有效程度。而领导者一般都比较繁忙，因此，在撰写市场调查报告时，要力求条理清楚、言简意赅、易读好懂。

（一）市场调查报告格式

市场调查报告格式一般由标题、目录、概述、正文、结论与建议、附件等几部分组成。

1. **标题** 是把被调查单位、调查内容明确而具体地表示出来，有的调查报告还采用正、副标题形式。标题可分为直叙式标题、表明观点式标题、提出问题式标题。

2. **目录** 如果调查报告的内容、页数较多，为了便于阅读，应当使用目录或索引形式列出报告所分的主要章节和附录，并注明标题、有关章节号码及页码，但一般不超过一页。如果内容不多，也可省去目录。

3. **概述** 概述主要阐述市场调查的基本情况，是对市场调查项目的意义和概况的说明，如市场调查项目背景和目的、调查对象、收集资料的方法、调查期限等。

4. **正文** 作为报告的主体部分，必须准确阐明全部有关论据，可以通过对统计结果的分析，发现问题，引出结论和建议。正文部分一般包括：调查问题、调查方法、调查设计、数据分析、调查结果。

5. **结论与建议**　结论与建议是撰写综合分析报告的主要目的。这部分包括对引言和正文部分所提出的主要内容的总结，提出可供选择的方案与建议。结论和建议与正文部分的论述要紧密对应，不可以提出无证据的结论，也不要没有结论性意见的论证。

6. **附件**　附件是对正文报告的补充或是与调查过程有关的资料，包括数据汇总表、调查问卷附本、访问记录、参考资料等等。

（二）市场调查报告撰写技巧

1. **叙述技巧**　叙述主要用于开头部分，是通过叙述事情的来龙去脉来表明调查的目的、过程和结果。常用的叙述技巧有以下几种。

（1）概括叙述　将调查的过程和情况概略地陈述，文字简略。

（2）按时间叙述　按时间顺序交代调查的目的、对象和经过，前后连贯。

（3）叙述主体的省略　叙述主体在市场调查报告开头部分出现后，在后面即可省略。

2. **说明技巧**

（1）数字说明　市场调查报告的主要特征是使用数字来揭示事物之间的数量关系。在用数字说明时，通常结合表格和图形来说明数字。使用汉字和阿拉伯数字应统一，凡是可以用阿拉伯数字的地方均应使用阿拉伯数字。

（2）分类说明　根据主题的要求，将资料按一定的标准分为若干类，分别说明。

（3）举例说明　从大量的事例中列举具体的、典型的、有代表性的事例来说明市场发展变化情况。

3. **议论技巧**

（1）归纳论证　运用归纳法将市场调查过程中掌握的若干具体的事实进行分析论证，得出结论。

（2）局部论证　市场调查报告不可能形成全篇论证，可以在情况分析和对未来预测中做出局部论证。

4. **语言运用技巧**

（1）用词技巧　调查报告用词应该严谨和简洁，切忌使用"大概""也许""差不多"之类给人产生不确切感、不严谨的词语。

（2）句式技巧　市场调查报告以陈述句为主，陈述调查的过程和市场情况，表示肯定或否定的判断，在建议部分会使用祈使句表示某种期望。

此外，从整体上说，撰写者还要注意语言表达的连贯性和逻辑性。

五、注意事项

1. **数据要客观准确** 数据必须真实可靠，方法、结论要如实阐述，不能想当然，不能歪曲研究结果以迎合管理层的期望。

2. **简明扼要，突出重点** 不要面面俱到，重点内容较详细介绍，可以用图表来增强和突出报告的重要部分和中心内容。

3. **文字流畅，语言精练** 用词恰当，要用通俗易懂的文字表述，避免晦涩的词语、术语和陈词滥调。

4. **版式简洁，便于阅读** 报告结构要有层次，摘要要有概括性，可以用表格表示的尽量少用文字描述，较长的报告要有目录索引。

六、实训成果

_____调查报告

项目三　医药市场营销环境分析

实训一　医药市场营销环境的调查分析

一、实训目标

通过实训使学生了解对医药市场营销环境分析的意义，认识宏观环境和微观环境因素对企业营销活动的影响，提高学生对医药市场营销环境调查和分析的能力。

二、实训要求

1. 在开展实训前，要求对医药市场宏观环境和微观环境有一定的认识。
2. 各小组对确定的产品进行宏观环境和微观环境的调查与分析。

三、实训内容

（一）活动背景

拟以项目二的实训活动为背景，假如你是该制药厂的一名调查员，请在目前非处方药（OTC）这种大市场背景下，针对感冒药市场营销环境进行调查和分析，为该制药厂制订决策提供有力的依据。

（二）操作步骤

第一步：明确感冒药市场营销环境调查的目的

根据营销环境调查的目的，确定好调查的对象和调查方法。找出影响感冒药销售的各种有利因素和不利因素，了解其影响程度，为利用环境机会、避免环境威胁，采取相应对策提供依据。

第二步：调查前的准备工作

依据调查目的，对制药厂宏观环境和微观环境进行考察，收集与制药厂营销战略规划有关的主要营销环境信息。

一般来说，宏观环境主要包括：相关法规政策，营销区域内的人口因素、购买力，营销区域内的大中型医院的数量、规模和药店的数量、规模等。微观环境主要包括：患者及其家属的经济能力和态度，供应商、中间商、竞争者及其产品营销的情况等。

第三步：实施调查

采用询问法调查方式收集第一手资料。结合文案调查，包括上网查询，查找报纸、杂志等方式收集二手资料，根据不同资料收集方法的特点，组织开展调查，保证资料的可靠性、准确性。

第四步：资料整理分析

对调查资料进行整理分析，找出营销环境因素中哪些是宏观环境，哪些是微观环境，了解它们的变化对制药厂可能造成的影响，分析制药厂可能受到的威胁以及可以利用的机会。

如宏观环境中的机会因素可能是当地居民收入水平较周边地区提高快，而不利因素可能是国家政策提出OTC药品降价、市场原材料涨价、药品能否纳入报销目录政策不明等因素；微观环境中的机会因素可能是当地一家终端药店需扩大经营规模，不利因素可能是有一个竞争品牌的同类型感冒药产品出现等等。

对于威胁与机会的判断必须客观、准确，这对于企业营销战略的构想与决策至关重要。

四、知识储备

市场营销环境泛指一切影响制约企业营销活动最普遍的因素，是造成环境威胁和市场机会的主要力量和因素。根据企业的营销活动受制于营销环境的紧密程度，可分为宏观市场营销环境和微观市场营销环境。

宏观市场营销环境也称为间接营销环境，是指影响企业微观环境的巨大社会力量，包括人口环境要素、政治法律环境要素、经济环境要素、科学技术环境要素、社会文化环境要素及自然地理环境要素等。不受企业控制的以下这些外部环境因素：Political（政治法律）、Economic（经济）、Social（社会文化）、Technological（科学技术），它们第一个字母可组成英文单词"PEST（有害物）"，所以又有把宏观环境戏称为"PEST（有害物）"，PEST作为一种企业所处宏观环境分析模型，要求高级管理层具备相关的能力及素养。

微观市场营销环境也称为直接营销环境，是指与企业紧密相联，直接影响其营销能力的各种参与者，包括企业的供应商、营销中间商、顾客、竞争者以及社会公众和影响营销管理决策的企业内部各个部门。

　　总之，宏观环境主要以微观营销环境为媒介间接影响和制约企业的市场营销活动，而微观市场营销环境直接影响和制约企业的市场营销活动。两者之间并非并列关系，而是直接营销环境受制于间接营销环境。对市场营销环境的研究是企业营销活动管理的最基本的内容。

五、注意事项

　　1. 注意文案调查所获得的资料的时效性、相关性和准确性。

　　2. 实地调查要避免重复调查，以免影响调查分析的准确性。

　　3. 分析宏观环境、微观环境影响因素时，不需面面俱到，突出影响企业环境的主要因素即可。

　　4. 分析要求条理清晰、逻辑性强、符合客观实际。

六、实训成果

　　1. 简述影响企业的宏观环境因素和微观环境因素主要有哪些？

　　2. 试分析人口环境有哪些特性会影响企业的市场营销活动？

3. 试运用PEST分析法分析企业产品面临哪些宏观环境因素的影响？这些环境因素的变化将给本企业产品带来的更多的是机会还是威胁？

4. 试分析企业该产品受到哪些微观环境因素的影响？

5. 请分别列举本组所调查产品的愿望竞争者、普通竞争者、产品形式竞争者和品牌竞争者有哪些？

愿望竞争者：

普通竞争者：

产品形式竞争者：

品牌竞争者：

实训二　利用SWOT分析进行个人职业生涯规划

一、实训目标

掌握SWOT分析应注意的事项和操作步骤，充分认识自己的优点、缺点，对自身的综合情况进行客观公正的评价，以识别各种优势、劣势，根据市场中的机会因素和威胁因素，找到适合自己的发展方向，开拓思路，正确地制定自身营销战略。使自己的求职和个人职业发展更具有竞争性。

二、实训要求

1. 学生可提前在图书馆、互联网查找资料，找一些测试习题做一做，界定自己的优点（长处）或缺点（短处）；查找行业的机会和威胁相关资料，了解行业发展趋势。

2. 利用SWOT分析法对自身条件及所处的医药行业就业环境进行分析。

3. 对自己以后的发展和职业生涯进行规划，制定应对措施。

三、实训内容

（一）活动背景

大学生活是人生非常重要的一个阶段，作为医药高职院校的大学生，加强知识学习和技能训练，提高自身的综合修养，是新时代和医药行业赋予每一位大学生的基本要求。对自己进行一番从里到外的体检，明确自己的优点和缺点，并且仔细地评估自己所感兴趣的职业机会和威胁所在。全面了解自己，以及将要面对的职业竞争环境，在此基础上对自己的大学生活和以后的职业生涯进行规划是很必要的。因为当做完详尽的个人SWOT分析后，你将有一个连贯的、实际可行的个人职业策略供自己参考。

在当今竞争白热化的市场经济社会中，拥有一份挑战和乐趣并存、薪酬丰厚的职业是每个人的梦想，希望通过SWOT分析能帮助每个人实现这一梦想。

（二）操作步骤

第一步：评估自己的优点和缺点

每个人都有自己独特的技能、天赋和能力。在当今分工非常细致的市场经济中，有时可能在某一领域游刃有余，却不可能样样精通。在做优势分析时必须从整个价值链的每个环节上，将自身与竞争对手做详细的对比。逐一罗列，列出自己喜欢做的事情和自身的长处所在，如自身什么专业，什么性格，有什么工作经验、学习经验，经过什么培训，对什么有兴趣，擅长什么，有什么新技能，能做什么别人做不到的，和别人比有什么不同，最近因何成功，适合什么岗位和职业发展，自身是否在某领域内具有竞争性等。如果自身在某一方面或几个方面的优势正是某一特定领域应具备的关键成功要素，那么自身的综合竞争优势也许就强一些。

同样，通过分析，找出并罗列自己不是很喜欢做的事情和自身的弱势，如自身什么做不来，自己的缺点是什么，缺乏什么技能，别人有什么比我好，自身有哪些不能驾驭的领域，最近因何失败等，在列出这些后，要将认为对你很重要的弱势标出来。找出自己的短处与发现自己的长处同等重要，这样你可以基于自己的长处和短处做两种选择：一是努力提高你的技能去弥补你的弱势；二是放弃某些你不擅长的对技能要求很高的职业。

第二步：找出自己的职业机会和威胁

不同的行业（包括同一行业里不同的公司）都面临不同的外部机会和威胁，所以，找出这些外界因素对你求职是非常重要的，因为这些机会和威胁会影响你的第一份工作和今后的职业发展。如果公司发展常受外界不利因素的影响，则这个公司能提供的职业机会将是很少的，而且没有职务升迁的机会。相反，充满许多积极的外界因素的行业将为求职者提供广阔的职业前景。请列出自己将从事的职业所在行业的情况。如这个领域有什么适合的机会；可以学到什么技术；可以提供什么新技能；怎样可以与众不同；该行业5~10年内的发展趋势；找出所在行业的威胁，如该领域最近有什么改变；竞争者最近在做什么；是否赶不上学习领域需求的改变；环境的改变有何伤害；有什么会威胁到学习等。

第三步：提纲式地列出今后5年内的职业目标

认真对自己做一个SWOT分析评估，列出你从学校毕业后5年内最想实现的几个职业目标。这些目标可以包括：你想从事哪一种职业，你将管理多少人，或者你希望自己拿到的薪水属哪个级别。请时刻记住：你必须竭尽所能地发挥出自己的优势，使之与行业提供的工作机会完美匹配。

第四步：提纲式地列出今后5年的职业行动计划

请你拟出一份实现上述第三步列出的每一个目标的行动计划，并且详细地说明为了实现每一个目标，你要做的每一件事，何时何地完成这些计划。如果你需要一些外界的帮助，请说明你需要何种帮助和你如何获取这种帮助。如你的个人SWOT分析可能表明，为了实现你理想中的职业目标，你需要进修更多的管理课程，那么你的职业行动计划中应说明你何时进修这些课程。SWOT分析方法的优点在于考虑问题全面，可以将对问题的"诊断"和"开处方"紧密结合在一起，条理清楚，便于检验。在完成环境因素分析和SWOT矩阵的构造后，便可以制定相应的行动计划。

制定计划的基本思路是发挥优势因素，克服弱点因素，利用机会因素，化解威胁因素；考虑过去，立足当前，着眼未来。运用系统分析的综合分析方法，将排列与考虑的各种环境因素相互匹配再加以组合，得出一系列自身未来发展的可选择对策。拟订的详尽的行动计划将为你提供行动指南，帮助你做出决策。

四、知识储备

SWOT分析法（自我诊断方法），就是对竞争优势（strength）、竞争劣势（weakness）、机会（opportunity）和威胁（threat）进行综合分析。是一种能够较客观而准确地分析和研究一个企业（或个人）现实情况的方法。它是基于内外部竞争环境和竞争条件下的态势分析，将与企业（或个人）自身密切相关的各种主要内部优势、值得发扬的因素，以及内部自己的劣势及外部的机会和威胁等，通过调查列举出来，并依照矩阵形式排列，然后用系统分析的思想，把各种因素相互匹配再加以分析，从中得出一系列相应的结论，发现存在的问题，找出解决办法，并明确以后的发展方向。

利用SWOT分析法，可对企业（或个人）目前的情况、存在的问题、条件和环境的变化进行全面、系统、准确的分析，并结合自身的发展目标，从而制定相应的发展战略、计划以及对策等。

五、注意事项

1. 进行SWOT分析时必须对自身的优势与劣势有客观的认识，认清自己的现状与前景。

2. 进行SWOT分析时必须考虑全面，但要避免复杂化与过度分析。

3．进行SWOT分析时必须与竞争对手进行比较，如优于或是劣于你的竞争对手的方面。

六、实训成果

1．列举自己的优点（长处）（至少3~5个）。

2．列举自己的缺点（短处）（至少3~5个）。

3．写出自己所从事职业在行业中的机会和威胁。

4．编写个人SWOT战略分析表。

个人SWOT战略分析表

个人优点与缺点 外部机会和威胁	优点（S）	缺点（W）
机会（O）	SO战略	WO战略
威胁（T）	ST战略	WT战略

5. 制订5年内的职业目标。

6. 制订5年内的职业计划。

项目四　医药市场消费者研究

实训一　观察药店消费者购买行为

一、实训目标

把握观察过程中要注意的问题，学会观察消费者的购买行为，总结消费者购买行为的特点和规律，分析影响消费者购买行为的因素，培养分析消费者购买心理的能力。

二、实训要求

1. 各团队由队长负责分配组内成员任务，准备好记录和观察的工具，如笔、笔记本或记录卡片、照相机等。

2. 利用课余时间进入一家药店观察消费者的购买过程。记录其购买行为，并进行分析。

3. 各团队总结感受，写出总结报告，并把报告制成PPT，以便在班级内进行交流汇报。

4. 各团队选派一位代表陈述总结报告，其他团队成员可就报告中的主要观点、收获、意义等方面进行提问，代表进行答辩，每组可以提1~2个问题。

三、实训内容

（一）活动背景

某医疗器材销售有限公司是一家专注于医疗器械领域的高速发展的企业，是国内大型的医疗器械供应商。公司代理、经销的主要品牌包括：美国强生血糖仪、德国拜耳血糖仪、美国会好血糖仪、三诺血糖仪、日本欧姆龙血压计、体温计系列、西门子助听器系列、优利康助听器系列、瑞思迈呼吸机、江苏鱼跃缺氧机、迈克大夫血压计系列、三贵、互邦、康扬轮椅系列等。

该公司目标是为客户提供更专业的家用医疗器械领先产品，以引进创新的产品推进行业发展，以健全优质的服务体系为客户创造价值。并在全国率先提出了在医药连锁药店设立"医疗保健服务区"的理念，把药店从单纯的售药转变为售药和保健服务相结合的销售方式。

该公司为进一步了解消费者需求，掌握消费者的购买行为和影响因素，提高工作效率，树立公司的品牌形象，更好地服务于广大消费者，现要求各团队到公司的一家规模较大的门店，对下列内容进行观察、记录，并对消费者购买行为进行分析。

1．医疗器械的种类、价格、陈列点和陈列方式。

2．同类产品消费者是哪些人？他们为什么购买这类产品？他们为谁购买？

3．消费者为什么会选择这家门店进行购买？

4．医疗器械POP广告的类别、放置地点。

5．消费者是自主决定购买，还是向店员咨询？

6．门店消费者购买最多和较多的是哪几种产品？其品牌及价格如何？

7．根据观察结果分析顾客购买这些品牌产品的原因？

8．店员是否向顾客推荐产品，顾客是否接受推荐的产品？

（二）操作步骤

第一步：明确观察消费者购买行为的目的

通过对门店消费者购买行为的观察，了解消费者购买决策的过程，总结消费者购买行为的特点，探究影响消费者购买行为的因素，为门店增加销量、更好地服务顾客提供依据。

第二步：确定观察的对象和内容

观察对象可以为消费者、店员、门店环境及店内布局。根据观察目的，针对不同的观察对象，写出观察内容。

（1）观察门店一天时间内上午和下午购买产品的人数，具体哪个时间段购买人数比较多，明确购买的目标人数有多少？在店员指导下购买的人数有多少？消费者是为自己买还是送人，消费者购买产品的支付方式主要是哪几种？

（2）观察门店的陈列，可观察陈列效果如何，是否整洁、美观，是否有一种舒适感。陈列商品包装的正面是否对着顾客或店员。

（3）观察门店POP广告的种类、数量、摆放的位置及其效果。

（4）观察产品，如同类产品不同品牌、不同规格产品的价格。

（5）观察产品促销，如门店是否有促销？产品的促销活动形式怎样？促销时间多长？吸引消费者的数量、促销效果等。

第三步：选择观察方法

对顾客的观察，可以以顾客的身份参与顾客的购买过程，与顾客进行交流；也可以以旁观者身份对顾客的行为进行观察。还可以在店方的安排下，以店员的身份进行观察，配合以门店的摄像机，对顾客的选购行为进行跟踪并作相应的记录。

第四步：做好前期的准备工作

（1）熟悉相关专业知识，如针对门店相关产品进行前期的知识查询和了解，对产品陈列和POP广告、促销方式等知识以及对顾客的心理动机和行为知识进行学习。

（2）确定观察的时间，最好是上午9：00~11：30和下午1：00~5：00。

（3）确定身份，如以店员身份进行观察，在征得店方同意后，提前到门店，穿戴好店员的服装和胸牌标志。

第五步：实地观察并做好记录

对顾客的观察，每次观察后，应及时进行信息的记录和整理，以免忘记而出现漏记的情况。

第六步：总结感受

把顾客从进入店内到结束购物离开的全部行为及与店员的交谈过程等记录素材进行整理，对顾客的类型、购买心理、购买决策过程进行分析，形成总结报告。

四、知识储备

企业营销部门对市场进行研究，通常要围绕"5W1H"展开消费者市场的分析工作。这"5W1H"是指：购买者和决策者是谁（Who）、为何购买（Why）、购买什么（What）、何时购买（When）、在哪里购买（Where）和如何购买（How）等。这些内容涵盖了市场营销人员在进行消费者市场分析时所需掌握的全部情况，只有把握了药品的市场需求产生的全过程，才能摸清楚消费者的消费心理和购买行为。

在消费者整个的购买过程中，其购买行为是复杂的，购买行为的产生是受到其内在因素和外在因素的相互促进交互影响的。而刺激和反应是外显的，但中间过程（消费心理活动）是复杂而且无法看到的，所以消费者心理被称作消费者购买行为的"暗箱"。消费者购买行为的影响因素主要有消费者个人因素、社会因素、心理因素、企业和产品因素等。通过分析影响消费者购买行为的因素，对企业正确把握消费者购买行为，掌握其购买行为的规律，从而制定有效的市场营销策略，有针对性地开展市场营销活动，实现企业营销目标具有极其重要的意义。

五、注意事项

1. 观察时要自然、细致，可与消费者进行交流，但注意不要惊动顾客而影响门店正常营业。

2. 尽可能在被观察者面前隐蔽自己的真实身份，以保证被观察者的表现自然，提高观察资料的准确性。

3. 如果条件允许，尽量配合使用仪器设备（如照相机、录像机等）进行观察，以保证所获资料客观、完整和准确。

4. 实训前，要熟悉有关业务知识。如购买者的心理动机和行为知识、药品知识、产品陈列知识等，以增强自己观察的敏锐性和分析判断能力。

六、实训成果

_____分析报告

实训二　不同顾客角色扮演与接待

一、实训目标

能根据顾客气质性格、购药时的态度和行为表现，判断出其所属类型，并能根据性格特征，采取恰当的接待方式为其提供服务。本实训要求学生掌握药店常见顾客类型（如犹豫型、果断型、喜欢表现型、谨慎型、躲闪型等）的性格与行为特点以及接待技巧。

二、实训要求

1. 由教师进行总体协调，每队负责一种顾客类型的特点描述、行为模拟与接待方法演示，表演时间控制在5分钟以内。

2. 各团队由队长负责分配组内成员任务，队员利用课余时间进行资料收集与准备工作。事先编写出角色模拟的剧本，内容包括时间、地点、人物（如不同类型顾客）、情节（购药时的行为表现）等。

3. 模拟的角色要求完整、典型。如药店顾客、药店营业员、收银员等角色。

4. 道具准备充分，如模拟柜台、收银台、白大衣、药品数量等。要求自行设计、制作、准备道具。

5. 课堂上各队成员进行演示，班级成员进行讨论，并完成实训报告。

6. 每队选派一名评委和教师共同组成评审团，为各队模拟情况评分。

三、实训内容

（一）活动背景

伴随着医药市场的激烈竞争，消费者的消费心理从稚嫩逐渐走向了成熟，消费行为也从盲从变得越来越理性。近几年消费者从药店直接购买的药品种类和数量均有很大增长，作为一名合格的营销人员，必须研究每种类型顾客的特点、对待事情的反应态度等，而后找出对策，分别予以解决。

（二）操作步骤

第一步：不同类型顾客特点分析

以事先分好的各营销团队为单位，每队选派一名代表，以PPT的形式向大家介绍自己团队顾客类型的性格特点与行为特点，任务可以分别为第一队犹豫型顾客、第二队果断型顾客、第三队喜欢表现型顾客、第四队谨慎型顾客、第五队躲闪型顾客。

第二步：不同类型顾客的行为模拟与接待

根据各团队剧本所创设的情节，团队成员通过不同角色的扮演要突出表现某一类型顾客的性格特点和行为特点，并能突出展示对待这一特定类型顾客相应的接待方法与技巧。

第三步：思考与点评

通过观看表演团队的角色扮演，尤其是典型顾客的行为模拟，分析顾客所属的类型，大家通过讨论与交流，分析典型顾客的行为模拟是否到位，哪些还需补充与完善。营业员的接待方法是否恰当，思考面对这种类型的顾客，还有哪些更好的接待方法。

第四步：总结收获

全班进行讨论与交流后，成员分别写出各自的感想与收获。

四、知识储备

消费者的购买行为表现可以分为很多类型，每种类型的顾客在处理事情、待人接物、行为表现等方面存在很多不同特点，所以，营销人员必须研究每种类型顾客的特点、对待事情的反应态度等，而后找出对策，分别予以击破。根据消费者的行为特征，一般可将其分为以下几种类型。

1. **谨慎型顾客**　个性冷静、性情沉着，对事情不会立即下结论，他们一定要了解透彻后再做决定，往往受教育程度较高，善于思考，凡事三思而后行。或在购买时早已胸有成竹，或具备相应的医学和药学专业知识。他们对所购买的商品，持十分慎重的态度。

对待这种类型的顾客，营销人员需要具备充足的医药学专业知识，以备应付各种疑问，同时一定要冷静沉着、有条理地把药品的突出特点分析、介绍给顾客。

2. **冲动型顾客**　个性心理反应敏捷，情绪容易冲动，脾气急躁、心直口快，易受产品外观质量、广告宣传和营业推广的影响。在购买药品时，他们较少认真考虑药品的性价比，也不愿做反复的选择比较，接受了宣传刺激或是药店店员的推荐，往往易冲动地做出购买决策。

对待这种类型的顾客需要时间和耐心，营销人员应根据其症状，准确地判断其病情的严重程度，以认真负责的态度，为其推荐合适的药品。同时注意真诚提醒，告知药品有效期等信息，避免购买太多造成浪费。

3. **果断型顾客**　态度积极，充满自信与决心，对事情有一套自己的看法，自我意识强烈，主观而不易受影响。

这种人自我意识强烈，营销人员在接待此类顾客时，要先肯定他的说法，再慢慢地加入自己的意见。

4. **排斥型顾客**　顾客敏感而固步自封，不易打交道，对任何人都有排斥感，不亲近别人，也不容易相信别人；对事情的看法也是如此，然而一旦排斥的障碍被克服了，就会产生完全的信任。

面对这种类型的顾客，营销人员应注重培养这类顾客对自己的信赖及信心，彼此无所顾忌地商谈，达成成交的目的。

5. **喜欢表现型顾客**　这种类型的顾客不管任何时候都喜欢展示自己的意见，喜欢听到旁人的夸奖和称赞，特别喜欢表现而且虚荣。

对待这类顾客，交谈时要满足顾客吹嘘的愿望，等待顾客的表现欲望满足后再开始真正的交谈，交谈中也可抓住机会适当吹捧，让顾客觉得自己很有专业知识，再趁机加以说服。

6. **犹豫型顾客**　这类顾客对自己缺乏信心，没有完整的自我观念，遇事拿不定主意，不敢做决定，即使做出决定也容易反悔，是优柔寡断型。

对待这类顾客应该用一种不伤其自尊心的方式，暗中替他拿主意、做决定，然后根据其病情需要，有策略地重点介绍某一种药。

7. **保守型顾客**　这类顾客要么具备一定的药品知识，要么属于久病成医者，因而往往忠诚于一种或数种老牌、名牌产品，习惯于购买自己熟知的常用药品。

对于这类顾客，营销人员不需要过度介绍，要做的就是按照顾客的需求，迅速拿出顾客想要的药品。

8. **躲闪型顾客**　这类顾客由于患有一些难以启齿或隐私型疾病，为顾及颜面，他们在购买药品时经常是躲躲闪闪、说话吞吞吐吐，而且是低头疾行。

对待这种类型的顾客，营销人员应以专业的知识为其解答疑难问题，以专业人员的身份避免其尴尬的窘境，对于超出自身解决范围的问题要劝其去正规医院就诊。

五、注意事项

1. 注意各种接待方法的适用对象，并能分辨顾客所属类型。
2. 注意接待过程和时间的控制。
3. 接待人员接待顾客时，注意接待礼仪。

六、实训成果

各团队成员由队长带领，向全班同学展示自己的成果，完成实训报告。

不同顾客角色扮演与接待实训报告

队名		扮演顾客类型	
顾客特点分析			
顾客心理分析			
接待	方法		
	改进建议		
总结			
成员签名			

实训三　模拟推销

一、实训目标

让学生体会药品最能够打动客户的利益点，能说清楚药品的卖点，或者让客户购买的理由。

二、实训要求

1. 仪容整洁、姿态端正、稳健、热情大方、服装大方得体，女生可适当化淡妆。

2. 各团队成员可自行选择所熟悉和了解的药品，整理产品独特的卖点。事先编写出角色模拟的剧本，内容包括时间、地点、人物、情节等。并准备好实物、图片或宣传手册。

3. 能针对药品的不同特点选择恰当的推销方法，能灵活应对客户提出的各种问题及要求，并合理解决异议。

4. 语言表达清晰流利，药品介绍、展示时间为3~5分钟，预留5~8分钟与客户交流，且解答问题应令客户满意。

5. 要求全面掌握常用药物的专业基本知识。

三、实训内容

（一）活动背景

伴随医药市场的激烈竞争，不同企业甚至同一企业生产的同一类产品也有不同剂型和规格，单单感冒药就有近200多个品牌每日在我国的医药市场进行角逐，面对市场上琳琅满目的产品，企业如何让客户认识和记住自己的产品，让客户产生购买欲望呢？

假如你是某制药厂"××牌"感冒药（学生可自行选定相关产品）的医药营销人

员，可能会要与客户进行有效沟通。请你尝试将产品推荐给医院的进药决策人员、医护人员或药店店员、患者，相关角色可由班级其他成员模拟扮演。

（二）操作步骤

第一步：熟悉产品信息

在向客户进行药品介绍之前，除掌握药品的基本知识外，还要找出其特征和优势，提炼药品的卖点（如质量、功效、品牌、性价比、售后、特殊利益等），从而挖掘能给客户（患者）带来的利益。

第二步：做好准备工作

准备工作有多方面，如了解所要拜访的客户、所需资料的准备、着装及心理准备等。一位合格的医药营销人员应具备药学相关专业知识，事先熟练掌握药品的相关专业用语，以备在与客户接洽时用最精准的语言解答异议提问，以达到吸引客户的效果。如果面对客户是医生，要了解其处方习惯；如面对拜访者是药店店员，要了解其推荐习惯和其自身对该类药品知识的认知。

第三步：向对方介绍药品

（1）陈述药品的特性和功效 药品的特性是指药物本身的理化特性或者经证明的事实。药品功效是指药品的特性有什么作用。如果向医生尤其是专家介绍药品，要重点介绍药品的特性，如果向患者介绍药品，只需介绍药品的功能即可，因为患者对药品的理化特性很难理解，也无需弄清楚。

（2）将药品的特性和功效转化为对方所关心的利益 在陈述利益时，尽量使用有关临床报告和证明文献。并巧用数字，如月销量、获奖情况、生产工艺数据等，以增强说服力。实际就是要能将所推销的药品特征和功效转化为客户所向往、所关心的东西。在描述时，无需面面俱到，而是有重点地介绍。如：它对患者的好处……；当患者使用它的时候……。

在向客户介绍药品时，可以按产品的FABE推销法则介绍药品，列举药品的特性、作用及此药品能给患者带来什么利益。

第四步：解答咨询

医药推销人员要配合客户的认识进度，不要急于把药品所有的特点一口气讲完，要让客户有思考的时间，循序渐进地引导其对药品的了解和认可。适时引导其提问，以把握其需求心理动态，并且要耐心解答客户提出的相关问题。

第五步：建立客户档案

收集、整理客户信息资料卡，做好客户管理。

第六步：总结评价

针对学生对药品的推销演示情况，教师进行点评。

四、知识储备

（一）常用药物的专业基本知识

常用药物的专业基本知识包括药品的辨别，药品商品名、通用名、产地、规格、成分含量、性能、作用机制、配伍禁忌、用法、用量、适应证或适用人群、不良反应及注意事项等。

（二）仪容仪表仪态

俗话说"第一印象是最重要的"，推销人员在与客户见面之初，客户对推销人员最初的评价是基于他（她）的装束、谈吐和举止。公司产品是一流的，那么推销人员就要用一流的形象去销售它。

1. **仪容自然整洁**　推销人员应做好自身的清洁卫生，禁止留长指甲。女性避免怪异的发型和发色，刘海以不挡住眼睛为宜，可适度淡妆。男性不留超过发际的头发，不留大鬓角及胡须。

2. **仪表端庄大方**　对于男性而言，整套服装最好是两三种颜色的搭配。对于女性来说，则应讲究花色的对比和款式的新颖，如能适当佩戴一至两件与年龄、身份相符的饰品，效果或许会更好些。

3. **仪态自然得体**　仪态是指一个人的姿势、举止与动作。在中华民族礼仪中对一个人行为举止最基本的要求是"站有站相，坐有坐相"。自然得体的仪态是一种礼仪。潇洒的风度、优雅的举止常常被人们羡慕和称赞，能给人留下深刻的印象。人们往往会凭借一个人的仪态来判断其品格、学识、能力和其他方面的修养程度。保持正确的姿势是构成仪态美的重要环节。仪态举止的基本要求是尊重他人、自然得体、举止有分寸。

（三）语言表达

在介绍产品和与客户交流时，要求谈吐的措辞、语调能清晰准确、快慢适度，表情真挚，富有感染力和说服力，做到微笑自然、语气和蔼、情绪饱满、精神集中、姿态与语境合适。

1. **形体语言**　目光要坦然自若、亲切柔和、专注、有神，同时目光凝视客户的时间不宜过长。当客户保持缄默不语或表现拘谨不安时，推销人员应移开自己的目光。

2. **服务用语**　十五字用语：您好、请、欢迎、对不起、谢谢、没关系、再见。

3. **说好普通话**　普通话是现代汉民族的共同语言，推销人员在接待客户时应提倡使用普通话。

（四）建立客户档案

可以利用EXCEL表格进行客户档案的管理。

客户档案基本信息登记表

录入日期：

客户编号		地区	
客户名称		个人爱好	
客户职务		传真	
客户来源		电话	
住址		E-mail	
邮编		生日	
手机1		微信号	
手机2		QQ号	
籍贯		信息变更	
累计销售额		修改时间	

（五）药品咨询推销流程

如果是药店接待上门顾客，在向顾客推荐药品时，营销人员要注意药品咨询推销的程序，一般非处方药的推销流程如图4-1所示。

```
询问顾客需求
```

```
顾客指定药品          顾客不能明确药品名称，需咨询后用药的
```

```
详细询问发病原因，目前症状
```

```
详细询问病史及做过的相关检查
```

```
初步病因诊断
```

```
询问用药史、过敏史
```

```
介绍药品功能与特点
```

```
介绍药品用法与用量
```

```
叮嘱注意事项
```

```
发药
```

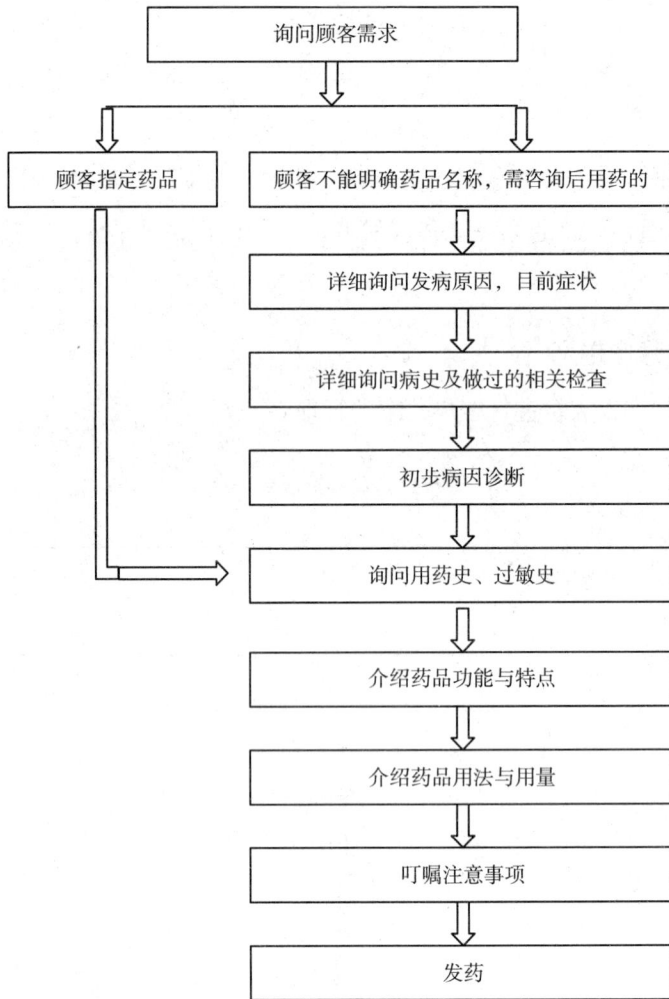

图4-1　非处方药的推销流程

　　以上是针对非处方药品咨询的推销流程；而对于处方药，根据《处方药与非处方药流通管理暂行规定》销售处方药需要顾客提供医师处方，执业药师或药师必须对医师处方进行审核，之后根据处方进行销售和咨询服务。

五、注意事项

1. 推销时精神面貌好，语气柔和亲切，语言条理清楚。

2. 在向客户推销时，避免与客户争辩。

3. 推销产品时不要贬低竞争产品，也不得夸大宣传自己的产品，以免引起反感。

4. 推销要言简意赅，有针对性地强调主要特点，不要泛泛的罗列优点。

5．能重视客户提出的问题。

6．注意时间的把握与控制。

六、实训成果

1．本产品基本信息（商品名、通用名、产地、规格、成分含量、性能、作用机制、配伍禁忌、用法、用量、适应证或适用人群、不良反应及注意事项等）。

2．本产品的FABE推销法则

F（特征）：

A（优点）：

B（利益）：

E（证据）：

3．客户需求的突出重点

4．本产品突出的卖点

5．如果我想购买各组所推销的某产品，我购买的理由是什么（或还需要什么条件我才会买）。

产品	产品特色	购买条件	购买理由

项目五　医药市场开发

实训　医药目标市场分析

一、实训目标

要求学生掌握医药产品市场开发的基本流程，能够在基于市场细分、顾客需求分析和医药市场竞争状况分析的基础上，进行准确的市场定位，并能明确药品市场定位方向和界定药品的市场定位策略，达到完成市场开发的基本任务的目的。

二、实训要求

1. 在开展实训前，要求系统掌握医药目标市场策略相关知识。

2. 通过报纸和互联网等方式、手段查找资料，查找相关药品的基本信息。

3. 找出药品所运用的细分市场的标准、方法，分析其所选择的目标市场策略、市场定位方向及所采用的定位策略。

三、实训内容

（一）活动背景

企业的产品进入目标市场就如同未婚青年找对象，先要总体进行辨认、筛选，再具体确定要选择什么条件的对象，并最终确定自己以什么形象展现和如何吸引对方。企业要有效地实施目标市场营销战略也需要经过市场细分、目标市场选择、市场定位，即STP策略三个步骤。以"血尔"为例，学习如何对活动背景进行分析。

"血尔"补血市场的颠覆行动

1. **对产品的研究**　"血尔"是市场上命名最为成功的少数几个保健品之一，所以最初也没人疑惑"血尔难道是用来补血的？"因为当时"红桃K"已将国人的补血观念培育为仅次于家常便饭的进补常识。人们已经习惯了"贫血""补血"等专业词汇，也能说出"什么是贫血？""怎样才能补血？"等常识。聪明的康富来公司，就这么简简单单地用"血尔"两字将国人的普及观念直接地嫁接到自己的产品上，从而绕过功能的被认知过程。而将更多的财力和精力放在更高层次的独特卖点推广上，更轻松地就让消费者感受到购买该产品可以获得的具体利益。

在经过大量的市场调研，康富来发现，"贫血"并不是可以一次性解决的，随着体质及营养摄入的变化，贫血也会经常性地复发，因此"功效持久"也成为补血市场的焦点。血尔顺势而上，占据"补血功效更持久"的高点，既区别于竞争者产品又能迎合市场需求。

2. **对需求的洞察**　据当时全国营养调查的数据显示，平均女性的贫血率为17.9%，比男性高出6.15%。而城市女性的贫血率为17%，比城市男性高出6.4%，农村女性贫血率为18.8%，比农村男性高5.9%。女性在贫血人群中占据的比例最大，抓住女性贫血人群等于抓住2/3的贫血市场。同时，"经、孕、产、乳，手术前后"的女性又是女性中贫血最为严重且最受关心的人群。

面对补血礼品市场，血尔精准地针对都市白领女性的家人，策划了浅白地表现功能特点并融合流行元素的主题广告，将雅俗结合得恰到好处。于是有了"脸色红润我喜欢"的广告片，不但活灵活现地表现了补血效果，更是成为一时的传诵佳句，迎合了礼品市场的需求。

3. **对竞争的研究**　针对消费者的补血心态，"红桃K"曾旗帜鲜明地提出了"补血快"的功能特点，很快就得到了消费者的认可。而且"红桃K"还以"送礼有理"来定位礼品市场，当时"红桃K"在农村市场根基相当稳固。因此，血尔的出路只有避实就虚、另辟蹊径。

4. **准确的市场定位**　面对"红桃K"稳固的农村市场，血尔首先设定目标人群为女性，其次再精略为城市女性，再设定目标市场是城市的白领女性。产品目标群体设定后，其包装自然要符合城市白领女性的审美观。其包装设计为国际流行的152ml的大瓶装型，形状气派，充实感强，让人感觉物有所值。其次在规格设置上为2瓶普通装、3瓶普通装、5瓶礼盒装，以满足不同人群的消费需要。在外包装上，以红色作为主色调，花朵衬底，红白相间，特别注重突出LOGO。整体包装遵照都市白领女性的审美取向，尊贵大方，豪华阔气，高档且富有内涵。另包装上有3个女性形象，产品的人群定位明确；包装上同时标注了"中国红十字会推荐产品"字样，有力地证明了产品权威性。

在整个定位策略中，血尔一直是以细分作为前提，再结合市场及竞争者产品情况寻找差异化创新。

（二）操作步骤

第一步：查找产品相关信息资料

熟悉并精读产品背景资料，依据消费者选择产品的习惯行为和竞争对手产品的数据信息，分析消费者需求和竞争产品的优势与卖点，掌握相关产品的特点等信息。

第二步：确定市场细分的标准

根据市场需求情况分析，查找产品市场细分的标准，评价已选定产品所选择的市场细分变量，并判断其细分市场的方法。

第三步：描述目标市场

通过对市场需求及竞争产品的分析，描述所选定的目标市场，找出企业产品所采用的目标市场策略。

第四步：分析目标市场定位

通过界定产品的目标顾客群体，描述产品的市场定位方向和定位策略。

四、知识储备

随着社会经济的不断发展，消费者需求也呈现更加多样化、差异化的趋势。在这种情况下，任何一家实力强大的医药企业都无法为市场内所有客户提供所需要的所有产品和服务。这就需要在市场调研的基础上，从众多的细分市场中，选择一个或几个具有吸引力，并能发挥自身竞争优势的细分市场作为自己的目标市场，以实现企业目标市场营销战略。

（一）市场细分标准和方法

企业若想在经营中获得成功，就应该对市场进行更大和更加丰富地细分，确定和满足消费者的需求，以消费者为中心，识别具有相似需求的购买者，有针对性地提供相应的产品。

医药企业可以以地理因素、人口因素、心理因素和行为因素为细分的标准，依据完全细分法、一元细分法、多元细分法和系列变量细分法等细分方法，将整体市场划分为若干个细分市场。市场细分的标准是动态的，不同的企业在市场细分时，应采取不同的标准和方法。

（二）目标市场策略

目标市场是指企业在市场细分的基础上，依据企业自身经营目标和经营条件而选定的具有特定需要的企业最终要进入的市场，即产品和劳务销售、服务的对象。

企业对细分市场进行评估，并选定进入目标市场的模式之后，就要决定采用何种策略进入目标市场。企业可以针对不同的目标市场，制定相应的营销战略。一般说来，医药企业主要有三种目标市场策略：无差异性市场营销策略、差异性市场营销策略、集中性市场营销策略。

医药目标市场策略的选择，往往视竞争者的策略而定，商场如战场，在激烈的竞争中，知己知彼方能百战不殆。当竞争者在进行市场细分并采用差异性的市场策略时，企业也采取差异性策略，则不一定能更好地适应不同市场的特点，必然与竞争者抗衡；而当强有力的竞争者实施无差异性策略时，因可能有较次要的市场被冷落，这时企业若能采用差异性市场营销策略，乘虚而入，定能奏效。由于竞争双方的情况经常是复杂多变的，在竞争中应分析力量对比和各方面的条件，掌握有利时机，采取适当策略，争取最佳效果。

（三）市场定位方向及策略

市场定位就是企业通过为自己的产品建立鲜明的特色或个性，使本企业的产品与其他企业严格区分开来，使自己的产品和企业特色能够在消费者心目中留下深刻的印象并获得消费者的偏爱，从而在市场竞争中获胜。

医药市场定位的目的是要塑造使患者和医生认同的特色，首先就要明确市场定位的方向。市场定位方向可以归纳为：药品的属性定位、使用者定位、利益定位、质量和价格定位、用途定位、复合定位等。

市场定位除了要树立自己的特色，还要考虑竞争对手的影响，确定自己在竞争中的地位。定位方式不同，竞争态势也不同，企业必须采用科学的、可行的、符合本企业实际情况的定位策略。企业采用的市场定位策略主要有：创新定位策略、迎头定位策略、避强定位策略、重新定位策略、共享定位策略等。

市场可谓瞬息万变，如果在变化多端的市场面前抱残守缺，必将受到客观市场的惩罚。企业只有常备不懈，广收信息，不断分析、研究市场动态，清醒地、正确地预测消费需求潮流和经济发展趋势，审时度势，提高预测能力和科学决策水平，才能永远立于不败之地。

五、注意事项

1. 实训前，熟悉医药目标市场相关知识。

2. 有效地收集、分析资料。

3. 运用所学理论分析，应具有合理性。

六、实训成果

1. 医药市场有哪些细分标准？试分析血尔采用了哪些市场细分标准？

2. 试描述人口因素中哪些变量会影响医药市场细分？

3. 试分析血尔所采用的是哪种市场细分方法？并描述其所选细分市场人群的特征？

4. 试分析影响血尔目标市场选择的因素，并分析血尔采用了哪种目标市场策略？

5. 试分析血尔市场定位方向是怎样的？

6. 医药市场有哪些市场定位策略？试分析血尔采用的是哪种定位策略？

7. 试分析血尔产品所突出的特色及市场定位的与众不同之处。

8. 在补血市场领域，试分析其是否还存在市场空白可供开发？谈谈你的看法？

项目六　医药营销策划

实训一　设计产品品牌名称、标志

一、实训目的

掌握设计品牌名称和标志的原理及要求，培养学生实际动手设计能力，领会品牌名称和标志对企业的重要性。

二、实训要求

1. 品牌名称要体现产品的行业品类特点，简单上口，便于记忆与传播。
2. 品牌标志设计应富有创意，让消费者容易识别记忆，易于品牌传播和推广。
3. 品牌标志图形设计要求用色简单。
4. 以团队为单位设计产品品牌名称及标志，制作PPT进行展示并作适当陈述。评选出设计最佳的品牌名称及标志。

三、实训内容

（一）活动背景

各团队自行选择产品，在其原创性的设计方案基础上，打破束缚，为该产品重新设计实用的、便于受众理解的品牌名称及标志。

（二）操作步骤

第一步：搜集资料，初步策划

挖掘企业自身优势来定位产品，了解、分析现有产品品牌名称与标志设计中存在的优点和不足，并分析同类竞争产品的品牌设计的成功优势。在此基础上，从消费者角度思考，明确消费者的真实需求，找到打动消费者的利益点，进行创意设计。通过品牌策划，在消费者心中建立差异，以期与竞争者产品区分开来。

第二步：提名备选

团队成员发挥自己的思维，提出若干名称来，以供选择。

第三步：评估筛选、测试

团队集思广益，然后进行法律、语言、文化等方面的专业评估和审查。再找其他班组成员作目标客户，对几个备选名称进行测试，让他们凭直觉给出一些建议。

第四步：确定最终名称

在注重品牌名称的维持或刺激标志物的识别功能的前提下，最终从几个备选名称中综合确定最佳的品牌名称。

第五步：设计标志

依据前期确定的品牌名称，结合企业的经营理念、价值取向以及文化特色，策划设计产品的标志。设计过程中需注意其识别性，不要让人产生与其他的事物混淆的情况。

四、知识储备

品牌是一个企业的附加值，品牌是一种错综复杂的象征。医药企业若想成功建设自己的品牌，需要有目标、有规划、有步骤地推进品牌建设和品牌管理工作。

因消费者需求、市场环境、竞争、企业本身在不断变化，没有品牌的产品是很难长久生存的，所以品牌对一个企业的存亡至关重要。

（一）品牌设计原则

品牌取名应遵循易读、易懂、易记、易传的原则，即策划人员在为品牌取名时要做到以下几点。

1. **简洁**　名字单纯、简洁明快，易于传播。简洁、明快的品牌名称易于形成具有冲击力的印象，名字越短，就越有可能引起公众的遐想，构成更宽广的概念外延。我们耳熟能详的一些品牌，如西湖龙井、燕京啤酒、汇源果汁等都简单好记。

2. **新颖独特**　品牌名称要有新鲜感，赶时代潮流，创造新概念；并且品牌名称应具备独特的个性，避免与其他品牌名称混淆。具有独特个性的产品品牌名称如"白加黑""金嗓子"等。

3. **响亮有气魄**　品牌名称要易于上口。声母为"k、b"，韵母为"ang、ong"等音节的词往往发音较为响亮，并且声调最好有起伏，以达到抑扬顿挫的效果。还要有气魄、有气势，且发音在结构上相互对称，势必大有豪情万丈、一览众山小的文字韵味。

4．亲和力强　亲和力强的品牌名称容易让广大消费者产生亲切感，也会使品牌名称易识记、便于传播，并为将其打造为成功品牌创造良好基础。如小葵花儿童感冒颗粒，其品牌名称"小葵花"象征爱慕、光明、忠诚，多数消费者对向日葵花较为熟悉，其品牌名称亲和力就很强。

（二）品牌标志（LOGO）

LOGO设计各种各样，有文字LOGO、图形LOGO、图文LOGO，还有结合广告语的LOGO。标志设计可以企业（公司）及品牌名称、首字母、图片、经营理念、产品造型、历史、地域环境等为题材，也可将以上几种相结合。具体表现方式如下。

1．运用象征的方式　用图案或颜色来代表企业或产品特点。图案、颜色由名称中的隐含意义变化而来。

2．运用抽象的方式　标志图形符号可以直接利用现成的文字符号，或利用各种各样点、线、面的分割与组合，从简化的字母、字体以及现代抽象化的角度来进行设计。

3．运用夸张的方式　在标志设计中可以通过对特征的艺术强化与夸张，获得公识的艺术效果。

4．运用民族艺术表现的方式　运用传统图案要注意此图案是否适合产品定位，不能太繁琐；图案应该简约，可以淡化或融入标志中。

5．运用表象的方式　标志直接叙述企业或产品最显著特征。如银行业以钱币的形象为标志图形，皮质行业用牛头为标志图形等，医疗行业用十字架为标志图形。

6．运用字体设计的方式　可以直接采用企业或产品名称，也可以是英文或拼音的第一个大写字母，对文字进行艺术变形或融入想要表达的含义来构成标志。

标志最重要的是宣传和传播名称，以鲜明易懂为基础，无论运用何种方式进行制作，前提都是要以简洁、大气、易于传播为主。设计时还须充分考虑其实现的可行性。

五、注意事项

1．应遵循品牌设计原则。

2．品牌名称不宜过长，一般以2~4字为宜。

3．标志设计应简洁、图案易识别且颜色不要超过三种。如有文字，字体要清楚可辨。

六、实训成果

1. 运用PPT展示产品品牌名称及标志，并阐述设计理念与创作思路。

2. 品牌名称及品牌标志（可粘贴）。

实训二　设计产品广告语

一、实训目的

通过实训，学生能用文字表达自己对产品的创意和想法，激发学生的发散性思维，使学生的综合素质水平进一步提高。

二、实训要求

1. 广告语设计要符合企业宗旨与品牌定位，符合产品属性及文化内涵。
2. 广告语要有创意，要与其他同行业或者同类产品有差异化。
3. 构思精巧，耐人寻味，具有较强的吸引力，便于记忆与传播。
4. 突出重点，特色鲜明，文字简练押韵，琅琅上口。
5. 广告创意大部分工作应于课堂前完成，不能完全依赖课堂时间。
6. 各团队现场进行广告语创意竞赛，团队进行互评，评出最佳广告语。

三、实训内容

（一）活动背景

各团队自行选定一种产品，在其原创性的设计方案基础上，打破束缚，为该产品设计一条广告语。

（二）操作步骤

第一步：搜集资料，明确设计目的

深入了解行业和产品，找出产品最主要的特性，挖掘产品的独特之处，并能清晰地描述产品，使后续创意设计与产品属性相符。

第二步：分析顾客心理

根据前期对产品的相关调查资料，关注哪些是顾客最关心的，结合产品能给顾客带来什么价值和好处，从而使广告语能最贴近顾客内心与实际。

第三步：进行广告创意

团队成员可采用头脑风暴法，头脑风暴中组织者不否定其他人，允许各抒己见，充分发挥想象力，并允许完善、补充和发展别人的创意，真正达到集思广益、启迪思维，形成思维风暴。

第四步：确定广告语合法性

广告语除了突出产品或服务的独特优势外，还要与品牌名称与标志相符，同时语言描述符合相关政策和法律规定。

第五步：对广告语文字进行润色

好的广告语，要能体现其独特性。团队成员要对广告词字斟句酌，不断修改，使语言文字更精炼、准确，趋于完美。让人记忆犹新，终生难忘。

四、知识储备

广告语是为了加强诉求对象对企业、商品或服务的印象，并在广告中长期、反复使用的简短口号性语句。它是广告中令人记忆深刻、具有特殊位置、特别重要的一句话或者一个短语。

广告语设计应遵循以下几项准则。

1. **简洁**　广告语应抓住重点、简明扼要。广告语在形式上没有太多的要求，可以单句也可以对句。一般来说，广告语的字数以 6 ~ 12 个字（词）为宜，一般不超过 12 个。正是应了那句话："浓缩的都是精华！"

2. **简明易懂**　广告文字必须清楚简单、容易阅读、用字浅显、符合潮流，内容又不太抽象，使受过普通教育的人都能接受。广告语应使用诉求对象熟悉的词汇和表达方式，使句子流畅、语义明确。避免生词、新词、专业词汇、冷僻字词以及容易产生歧义的字词。也不能玩文字游戏，勉强追求押韵。

3. **琅琅上口**　广告语要流畅，琅琅上口，适当讲求语音、语调、音韵搭配等，这样才能可读性强，吸引受众的眼球，打动受众的心。

4. **新颖独特**　要选择最能为人们提供信息的广告语，就在"新"字上下功夫。如新产品或老产品的新用途、新设计、新款式等。广告语的表现形式要独特，句势、表达方法要别出心裁，切忌抄袭硬套，可有适当的警句和双关语、歇后语等，迎合受众的好奇心和模仿性，唤起心灵上的共鸣。

5. **主题突出**　好的广告语应该是对产品的清晰定位和对目标客户群消费心理的准确把握基础上，精益求精打磨出来的。是对广告主体和信息的鲜明集中概括，人们看到它就能理解广告主要宣传的是什么。一条广告语可以选择不同诉求点，即强调的东西不同，但总要突出某一方面。

广告语在广告中起着画龙点睛、锦上添花的作用。

附：经典广告语赏析

1. **农夫山泉，有点甜**　农夫山泉这个品牌名字包含了品牌和产品信息，做到了品牌和产品合一，大家一看就知道是什么品牌、品牌有什么东西，后面的"有点甜"则是对产品和品牌的修饰，是最重要的部分，不浮不夸，符合山泉的定位；"有点甜"突出自然、口感好、健康的特点。文字清新、俗中有雅、有质朴之美。

2. **怕上火，喝王老吉**　简单明了、琅琅上口，直接而有效地说明产品功能和品牌。

3. **雀巢咖啡——味道好极了**　雀巢咖啡广告语浅白、贴近生活。一句"味道好极了"，仿佛是一个亲人或者朋友带着会心的微笑向你推荐她的最爱，浅显易懂又十分亲切。它既宣传了产品同时又便于流传。

4. **渴了喝红牛，困了、累了更要喝红牛**　红牛广告首次出现，以一句"红牛来到中国"告知所有中国消费者，随后红牛便持续占据中央电视台的广告位置，到后来的广告词"汽车要加油，我要喝红牛"，再到"渴了喝红牛，困了、累了更要喝红牛"，红牛在短短的一两年时间里，让汽车司机、经常熬夜的工作人员、青少年运动爱好者，都成为红牛的忠实消费群体。

5. **999感冒灵颗粒——就像朋友在身边，暖暖的，很贴心**　一句"暖暖的，很贴心"树立起中国明星药品代言的典范之作，更是让普通百姓在感冒困扰中多了一种"温暖"体验。"就像朋友在身边"，一句简单的问候，不仅铸就了999感冒灵在中国感冒药市场领导品牌的地位，更传达出三九人持之以恒的热情与真挚。

五、注意事项

1. 广告语设计应遵循真实性、关联性、创新性、形象性、感情性等原则。

2. 广告构思要清晰、主题要明确。

3. 广告语不宜过长，尽量做到结构对称、押韵。

六、实训成果

1. 产品广告语

2. 其他团队优秀广告语

实训三　设计药品POP广告

一、实训目的

了解POP广告对促进渠道终端销售的重要作用，掌握POP广告制作的步骤、要领和原理，学会制作手绘POP广告，提升POP广告策划及设计能力。

二、实训要求

1. 学生根据给定资料，事先准备好所需的材料，每人制作一份POP广告。
2. 海报结构完整、内容充实、科学，符合宣传的需要。
3. 文字通俗易懂、简洁、紧扣主题、有趣味性。
4. 画面生动活泼、有吸引力。
5. 个人把手绘POP广告发布在微信朋友圈或QQ空间中进行集赞，同时由教师和学生共同对各海报进行评价，依据点赞分（50%）及师生评价分（50%）两项合计分数进行评定。评选出前十名的POP广告在班级进行展示。

三、实训内容

（一）活动背景

长沙某药店为回馈广大消费者，扩大销售，准备将九芝堂阿胶产品进行门店POP广告宣传，请为该产品制作一份POP广告，资料如下：

产品名称：九芝堂阿胶

功能：补血滋阴，润燥、止血。用于血虚萎黄，眩晕心悸，心烦不眠，肺燥咳嗽。

产品规格：250g/盒

促销信息：优惠价680元/盒，买2盒九芝堂阿胶送400g阿胶枣一包。

（二）操作步骤

第一步：确定主题内容

明确海报要向消费者传达的核心内容是什么。即根据活动背景资料明确绘制海报的目的是什么，并进行信息的筛选。

第二步：确定广告词

根据活动背景及活动主题来编制广告词，也可借用本品牌大众媒体广告中的最新广告语。

第三步：提炼标题

由于产品的名称比较长，而POP广告纸张大小有限，一定程度上在设计时要考虑进行标题的提炼，以突显醒目。

第四步：选择合适的颜色搭配

在整体版面设计上，要把握主色调，主标题颜色尽量与实物产品色调一致。并选择合适的搭配色，做到色彩鲜明、对比强烈，以达到较好的视觉冲击效果。

第五步：进行排版布局

根据主题内容进行构思，确定画面的主色调，插图的位置，字体的形式，提炼标题和精简正文文字，选择合适的颜色搭配，用铅笔在POP纸上绘制初步的格局，并预留出充分的空间。

第六步：绘制文字、插图，并上色

绘制的文字要色彩鲜艳，字体要夸张，插图选择要与主题相关，能起到烘托主题的作用。

第七步：整理画面

观察整个海报是否做到了主题突出、和谐统一且美观有个性；观察海报四周预留空间是否协调。

四、知识储备

在药店，手绘POP广告是目前门店最常用的一种特色宣传方式。当消费者面对诸多产品无从下手时，摆放在产品周围的POP广告，就会持续不断地向消费者无声地提供产品信息；而且销售人员可以根据自己的创意将产品的卖点、功效等内容通过POP广告展现出来。因此POP广告被誉为"第二推销员"。

（一）POP广告的含义

POP是英文Point of Purchase的缩写，也称售点广告。其概念有广义和狭义之分，本实训项目是从狭义的角度出发，只要求绘制摆放在购买场所和药店内部设置的展销专柜以及在商品周围悬挂、摆放与陈设的，可以促进商品销售的POP广告。

（二）POP广告的分类

从制作工艺可以分为：手绘POP、印刷POP及喷绘POP。从表现形式上可分为：平面POP和立体POP。从陈列位置和陈列方式可以分为：店外的条幅POP、招牌POP、墙壁POP，店内的柜台POP、壁面POP、天花板POP、地面立式POP等。

（三）POP广告的结构

1. **主标题** POP广告设计的主标题是中心，是给观众留下深刻印象的关键。所以主标题字体一定要醒目、清晰、易读，但是字数不要过多，要求最好能迅速吸引人们的眼球。

2. **副标题** 用来解释和说明主标题，尽量控制字数，字体要比主标题小；颜色选择上也不能喧宾夺主超出主标题。

3. **正文** 正文的字体无须装饰，但要和主标题及副标题区分颜色和字号。重要的信息需放在前面，特殊重点部分可更换色彩及字体大小。

4. **指示文** 是对活动的时间、地点或者举办单位进行说明。

5. **插图** 在整个海报的制作过程中要留有一定的空间来绘制插图，插图不是海报的主体，但是插图能活跃广告的整体氛围，调节整张海报的色彩及平衡，更能充分地解释说明主标题。

常见的POP广告结构布局如图6-1所示。手绘POP广告样式见图6-2。

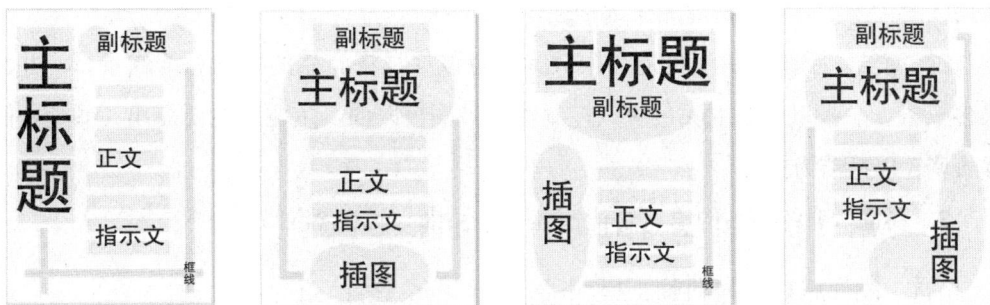

图6-1 常见的POP广告结构布局

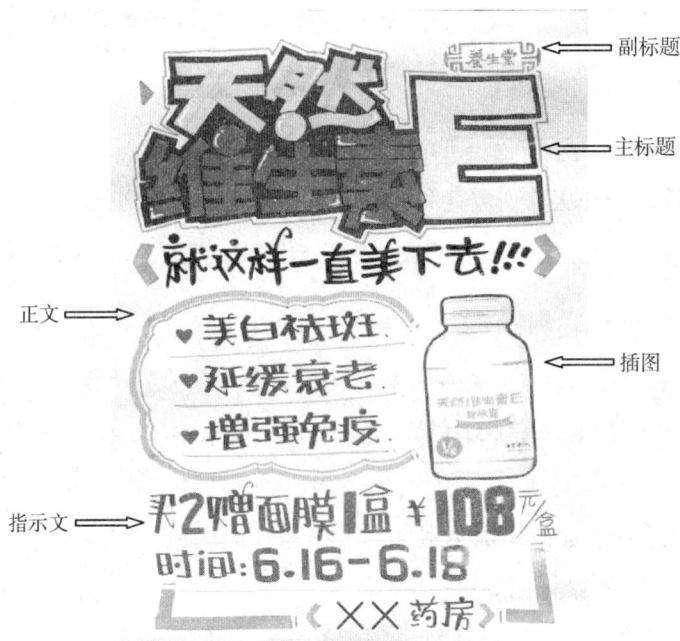

图6-2　手绘POP广告

（四）手绘POP广告的三要素

1. **醒目**　为了让手绘POP广告醒目，可慎重考虑选用纸的大小和颜色。另外手绘POP的面积还应该根据商品的大小、书写的内容而发生变化。对于成堆摆放的特价商品，应该采用大型的POP，而对于货架摆放的小型商品，在制作POP广告时则要注意用纸的大小，以不要将商品全部挡住为好。

2. **简洁**　手绘POP不可能无限放大，应该尽量将商品的特点总结成条目，并且最多三条。一张POP的主颜色应该控制在三种颜色以内。主题颜色要突出，颜色搭配要协调，以简洁为主。

3. **易懂**　介绍商品的语言要让顾客一目了然，不能含混晦涩。

（五）制作POP的材料和工具

制作一份精致而简洁大方的手绘POP广告，可以通过下列材料和工具进行组合，从而达到理想的视觉效果。

1. **各种规格铜版纸**

白色纸张：POP最常用纸张，易于和麦克笔搭配而不造成颜色浑浊。

有色纸张：为烘托气氛，特殊场合适用，海报底色会影响完成后的效果。

有纹纸张：可以用于剪裁、粘贴，制作一些有特色的立体POP。

2. 素描铅笔　用于初步的构图，设计版面。

3. 马克笔

5号油性马克笔：主用于较小海报或内容较多的正文说明文的书写，可用作字体修饰勾边，画底线等。

6号油性马克笔：一种手绘POP的基本用笔，主要用于手绘POP基础练习、正文书写、字体修饰。

12号油性马克笔：主用于副标题、较小海报主标题书写、字体修饰、边框修饰。

20号和30号油性马克笔：主用于标题字、边框修饰、绘制底纹。

墨水（补充液）：油性马克笔的专业用墨。

4. 水彩、广告颜料、水彩笔

5. 美工刀、剪刀

6. 双面胶、胶水

7. 橡皮、修正带

（六）POP字体的书写

为了吸引消费者的眼球，在制作POP广告的时候大家可以根据不同的情况选择相对应的字体，POP字体包括：横粗直细字、横细直粗字、圆弧字、打点字、收笔字、破字、俏皮字、打抖字、活字等。

1. 字体的书写规则　工整大方、打破常规、重心偏移、体现趣味、左紧右松、重叠要变、方圆搭配、斜中求正。

2. 字体的书写方法

（1）打破常规的汉字书写，常用的书写手法有头大身小，反转偏旁与部首原比例，左高右低等。

（2）POP字体绝大多数都需要将原来折划的笔画书写成圆笔画，注意转笔的技巧。

（3）POP字体书写的过程中，字与字之间是没有字距的，通常采用前字压后字的手法，即前字的右边或下边的笔画与后字左边或上边的笔画形成一定的遮盖效果，也可以采用一些装饰手法使字与字之间关系紧密。

（4）在整个POP的视觉效果中，所有字字体的笔画应该统一协调，保持整体的视觉效果。

马克笔运笔注意事项：①运笔力度要均匀，笔芯与纸面接触倾斜60°。②运笔速度保持一致,运笔顺畅,不可重涂。③笔芯切面与纸张要完全接触。

3. 装饰方法

(1)描边法 根据字体和画面的需要,在完成字体创作后可对字体进行描边,装饰风格根据画面需要而定,可以采用花边、线条等。

(2)填充法 在字体框架确定后,可以将一些与主题相关的元素填充在字体框架中,在颜色上将纯度降低,明度提高,使图形元素弱化。

(3)背景装饰法 可以将字体统一放在一个背景主题中,背景主题与字体结合独立形成一个画面。

五、注意事项

1. 字体、颜色排版搭配要恰当,四周要留足空间。主颜色应该控制在三种颜色以内(以红、蓝、黑三种为主)。

2. 主标题一定要简单明了、有吸引力,字体需清晰、醒目。

3. 插图一定要和主题相互呼应,以便突出主题。

4. 注意写明商品的全称以及规格等,但不要太丰富。

六、实训成果

1. 在微信上展示个人手绘POP广告。

2. 个人手绘POP广告在微信朋友圈或QQ空间中的点赞数_____。

实训四　制订营业推广方案

一、实训目的

明确营业推广方案的制订对于产品成功销售的意义，掌握在OTC终端市场针对消费者的营业推广操作步骤和基本技能。学会制定推广方案。

二、实训要求

1. 以营销团队为单位进行分工合作，每个团队制订一份营业推广方案，方案要具有可操作性。

2. 每组派代表依次上台把推广方案介绍给其他同学。

3. 各团队派代表点评，评出最佳推广方案。

三、实训内容

（一）活动背景

人参中含有多种人参皂苷、氨基酸、维生素及矿物质，具有促进皮下毛细血管的血液循环、增加皮肤的营养供应、防止动脉硬化、调节皮肤水分平衡等作用。因而人参能补气补血、延缓皮肤衰老、防止皮肤干燥脱水、增加皮肤的弹性，从而起到保护皮肤光泽柔嫩、防止和减少皮肤皱纹的作用；人参活性物质还具有抑制黑色素的还原性能，使皮肤洁白光滑。

鲜人参特有的人参挥发油可通过皮肤的渗透作用为人体所吸收，从而促进血液循环和新陈代谢，增加肌肤细胞的营养和光泽，具有防皱和抗寒冷与抗紫外线辐射作用；可以有效地调理肌肤，促进细胞的新生，从而恢复并保持肌肤最为健康年轻的状态。人参无疑成为每一个爱美女性朋友的福音。××药业有限公司欲在长沙掀起9、10月份食鲜人参风潮，假设你是该公司长沙市场的销售经理，为了能使鲜人参快速打开市场，预在长沙进行一次推广活动，请你为公司"××牌"鲜人参产品制订一份针对消费者的营业推广方案。

备注：各团队可自行选择为某药店设计一份针对终端市场的营业推广方案。

（二）操作步骤

第一步：了解相关信息

如为药店特定时期的推广方案，要对药店的基本情况进行了解和分析；另外对当地的医药市场营销环境进行分析，主要包括：当地的经济发展状况、人们的收入水平及其增长速度、国家及当地的医药法规及政策、药品的总体价格水平及人们对药品价格的看法、医药市场竞争的焦点和激烈程度等。

第二步：明确推广目的，确定合适的推广目标

推广目的很多，如：处理库存；旺季采取产品推广，提升销量；加速新产品入市进程；鼓励消费者经常购买和重复购买；争取未使用者试用，吸引竞争者品牌的使用者，提升品牌认知度及美誉度等。目标必须具体，尽可能量化，既要创新又要能切实可行。

如某药店的推广目的是：配合广告和公共宣传，使药店的销售额和市场占有率在短期内迅速提升，使药店的知名度和影响力迅速扩大，使广大消费者体验到药店的优质服务，为药店的持续快速发展奠定基础。

第三步：确定活动的对象

确定此次活动针对的是目标市场的每一个人还是某一特定群体。活动的控制范围有多大，主要目标是哪一部分人，次要目标是哪一部分人。活动对象的确定可直接影响促销活动的最终效果。

第四步：策划活动主题

整个营业推广方案的核心就是确定活动的主题。策划活动主题，就是要淡化活动商业目的，强化情感诉求，使利益点明确、简要，如"健康大优惠""买药品，赠保健手册，让健康永相伴"等。

第五步：拟定具体的操作方案

（1）确定活动的时间和地点　活动持续时间过短，很多顾客可能来不及参与，难以实现预期目标，而时间过长可能导致费用过高，难以激发消费者热情。活动时间长短可视活动主题而定。如果是厂家做推广，则在活动地点的选择上要考虑目标顾客流量大或者容易聚集的地方。活动时间和地点选择得当会事半功倍，通常促销的时间大多参照节日列表，或者消费者有空闲参与的时间段。

（2）确定活动的方式　根据活动的目的、对象及主题来选择活动开展的具体方式，

可以是药店单独行动，也可与经销商或主要的药品供应厂商联合行动，还可是厂家与药店联合行动。

具体活动方式很多，如免费试用、折价销售、集点优惠、物价销售、义诊咨询、知识竞赛、免费赠送健康科普手册等，可以选择一种或将几种加以组合。

合理确定刺激程度，如折价幅度、赠品价值的多少等。但刺激幅度不能过大，否则会产生一些副作用，如导致成本上升、遭到消费者对产品质量的质疑等。活动的方式可以多元化，还可适当的进行组合。

第六步：确定活动安排和预算

（1）广告宣传。在做推广活动前至少一周，根据预算费用的情况，可利用地方电视台黄金时间段和发行量大的**晚报、**晨报连续做一周的产品广告宣传，也可以以发海报、发传单等方式进行宣传，以达到吸引消费者关注，起到更好地将产品信息和活动宣传主题信息告之广大消费者的效果。

（2）做好人事安排，确保事事有人管。把事情考虑全面，合理安排并具体落实到人，既不出现闲人，也不出现有事无人负责的现象。并对参与推广的人员进行组织、分工、培训等。

（3）列出详细的所需物质设备清单，包括品种和数量。

（4）拟定意外事件（如城管部门的干预、消费者的投诉、天气突变等）的防范预案。

（5）经费预算及分配。

第七步：效果预估

对本次推广活动的效果进行预估。结合推广活动内容预计会达到的效果。可以针对此次促销对消费者的刺激程度、促销时机、促销媒介选择等方面作出预估。

四、知识储备

从医药市场营销的角度看，制定各种医药产品促销方案，做好营业推广是很多企业采取的营销策略，营业推广的工具很多，企业在具体应用时不是仅选择某一种，而是在分析多种因素的基础上，组成一个营业推广方案。

营业推广是用短期诱因刺激需求而采取的能够迅速产生激励作用的促销活动，它能立即促使消费者采取购买行为。它一般是一定时期、一定任务的特别推销方式，而且是暂时的促销活动。因此，营业推广是对企业广告促销、人员推销的一种补充，是企业促销组合中的一种辅助性促销方式。

营业推广的方式多种多样，主要有对消费者的推广、对中间商的推广和对医院的推广。面对消费者的主要形式有赠品促销、折价券促销、抽奖促销、现场演示、联合推广、参与促销等。面对中间商的主要形式有批发回扣、推广津贴、销售竞赛、扶持零售商等。面对医院的主要形式有折扣、学术支持等。

由于药品的特殊性，《中华人民共和国药品管理法》以及各地的药品监督管理政策法规对医药企业开展营业推广活动有严格的限制，如企业不得以展示会、博览会、交易会、订货会、产品宣传会等方式现货销售药品；不得以"搭售""买药品赠药品""买商品赠药品"等促销活动方式向公众赠送处方药或甲类非处方药，禁止企业促销员进药店等。医药企业应慎重应用营业推广促销策略，在合法的情况下灵活运用促销工具，以促进产品销售的快速增长。

五、注意事项

1. 注意目的明确，方案完备且具有可操作性。

2. 营业推广的时机一定要选择准确。如果选择非法定节假日时，可考虑跨度一个周末。

3. 推广方案设计必须要能吸引目标顾客，并能体现与消费者的互动。

4. 推广活动要紧扣目的和主题，并能为实现活动目的服务。

六、实训成果

_____推广方案

项目七　医药营销管理

实训　制订医药产品销售计划

一、实训目标

明确销售计划的制订对于成功销售的意义，掌握销售计划的制订。

二、实训要求

1. 制订产品销售计划，销售计划应内容完整、可操作性强，并制成PPT，PPT应图文并茂、生动简明。

2. 每团队派代表依次上台把制订的销售计划介绍于其他同学，注意上台演讲的神态、举止（时间控制在8分钟左右）。

3. 请学生点评，并评出最佳销售计划。

三、实训内容

（一）活动背景

假设你是广东某制药企业湖南分公司××药品的一名营销人员，请结合活动背景中提供的相关信息，帮助经理制订一份××年下半年的销售计划。

附：

××年上半年湖南分公司××药品销售工作总结

今年上半年湖南区共销售××药品227336盒，比去年同期销售的140085盒，增加了87251盒，为同期的1.62倍；其中××年3~6月份销售190936盒，比去年同期销售的115615盒，增加了75321盒，为同期的1.65倍。

1. 上半年主要完成的工作

（1）市场网络建设方面　在稳步发展现有区域的基础上，完成了边远区域张家界的桑植县，怀化的沅陵县、通道县，湘西州的古丈县、泸溪县、保靖县、永顺县、凤凰县、花垣县、龙山县的县级经理的招聘、考察工作，达到了网络布点的效果，为下半年的点面发展奠定了一定的基础。

（2）市场控制　在总公司的大力支持下，保证了销售价格的上升，释放了市场开拓费用，基本遏制了低价窜货到湖南市场现象，为湖南市场的进一步发展提供了保障，也给以前老业务员提供了一定的信心，市场在稳定发展。

（3）费用与货款回收　上半年，湖南分公司销售费用除了一次长沙会议的会务费用、五一劳动节三天的会议营销费用外，公司对市场投入较少，但货款回收基本实现了60天内回款90%以上。

2. 销售现状分析

（1）目前市场的分析　××年湖南全年计划销售45万盒，需要对市场问题进行必要的分析，进行更细致的划分，并进行必要的工作指导和要求。

上半年，虽进行了边远县级点的销售网络建设，但因为零售价格过低，18.00元/盒，平均每盒销售价格在11.74元，供货价格在3~3.60元，部分地区的零售价格在17.10元/盒。因为是新品牌，需要进行大量的开发工作，而折合到单位每盒的利润空间过小，造成代理商或业务员不愿意投入，导致市场拓展缓慢。

经过与业务员的大量沟通后，了解到业务员缺乏对公司的信赖，主要原因是公司管理表面简单、实际复杂，另外地区经理不合适的沟通措辞等其他相关因素，对业务员造成的心理压力，担忧投入后市场进行新的划分或市场的失控，造成窜货的发生，不愿意进行市场投入。因为公司的投入较少，而且产品的单一、目前利润很少，并没有让业务员形成对公司的依赖，销售代表对公司也无忠实度，势必造成市场竞争的混乱，相互的恶意竞争，不仅不能拓展市场，反而可能会使市场畏缩。

（2）营销手段的分析　出于对产品价格定位、产品用途的定位、同类产品的竞争分析等综合因素的考虑，目前公司主要以OTC和农村市场为目标市场的市场销售定位为主以会议营销实现网络的组建和管理，迅速提高市场的占有率。如果据业务员的自觉性来任其发展，公司只能听凭市场的自然发展，而失去主动性。

（3）公司支持方面的分析　到目前为止，公司对市场支持工作较少，医药市场的相对透明、市场开拓费用的逐步增加，使销售代表在考虑风险的同时，更在考虑资金投入的收益和产出比例，如果相同投入而产出比例相差过大，则代表对其的忠实度会较低。而比较成功的企业无疑在新产品进入市场前期都会进行必要的支持与投入。

（4）管理方面的分析　新业务员及绝大部分业务员对公司管理存在较大的怀疑，

很多业务员对公司的感觉是企业没有实力、没有中外合资企业的基本管理流程，甚至彼此感觉缺乏信任、没有安全感。

公司发展的要素是人力资本的充分发挥、组织行为的绝对统一、公司文化对员工的吸引以及绝对的凝聚力、管理的绝对公平和公正、信息反馈的处理速度和销售队伍管理机制的健全。而目前公司的管理有的基本还是凭借主观的臆断而处理问题。

（二）操作步骤

第一步：分析产品上半年销售计划完成情况

分析总体销售计划的完成情况，并且进一步明确影响销售计划完成的各种客观因素和主观因素，以及这些因素的影响程度。

第二步：分析现状，预测未来

对当前市场状况、竞争对手及产品策略、销售渠道和促销方式等进行详细的分析。在此基础上对下半年可能的销售情况进行预估。

第三步：确定销售计划目标

销售计划目标主要包括销售额、产品的销售量、销售费用等指标。

销售计划应对上半年的计划期的执行情况、对现状的分析、预测结果三者综合分析，提出下一计划期切实可行的销售目标。

第四步：制定营销策略

销售目标经论证和经理认可以后，就要围绕目标研究制定营销策略。营销策略主要包括以下几部分。

产品策略：根据顾客需求和市场竞争，计划重点推广什么产品，稳定销售什么产品等。

价格策略：描述定价过程及依据，选定合理的价格体系，是否对价格进行严格控制，提出价格保持不变或可能发生变动的原因等。

促销策略：通过目标市场上同行的竞争态势分析，设计出产品促销的整体组合策略，包括广告策略、公关策略、对中间商和最终消费者的营业推广策略等。

渠道策略：加大医药渠道拓展，创建终端渠道，如设立养生馆等。

客户关系维护：描述客户的分布区域、客户的特性，重点发展哪些新客户、如何维护老客户关系等。

第五步：综合编制销售计划

为实现销售目标，计划期内必须做好哪些具体工作。要做好这些工作，需要哪些资源条件，每个步骤由谁负责；确定每一步骤需要多少资源；各步骤中需要多长时间；制定每部分的完成期限，包括人、资金、物质、其他部门的支持等。将计划分解，制订月度销售计划，明确各阶段的目标和工作重点。

根据计划和各项工作需要，做好具体安排。如拜访客户计划、公关活动计划、营业推广活动计划、广告宣传活动计划等。相关推广活动中预算销售量的大小；目前市场占有率有多大；预期的销售额是多少；预算广告费需要花费多少；各项零星费用需要多少；总的市场活动成本为多少；都应详细予以列出说明。使执行人员心领神会，贯彻执行起来才能收到一定的成效。

第六步：综合平衡，形成正式的下半年销售计划

第七步：执行、控制和调整计划

在执行计划过程中，为确保计划目标的完成，必须严格按照计划展开工作，并定期对计划的执行情况进行评估，总结经验和教训，发现问题及时设法解决。当然，如果在执行过程中，遇到意外情况或局势的突变，或尽了一切努力仍无法达成目标时，原计划不再适应了，则要加以调整。

四、知识储备

销售计划就是根据销售预测，设定销售目标额，进而为能具体实现该目标而实施销售任务的分配作业，随后编制销售预算，以支持未来一定期间内销售定额的完成。制订周密的销售计划是销售活动成功的第一步。

销售计划是各项计划的基础。销售计划中必须包括详细的产品销售量及销售金额。除了公司的经营方针和经营目标需要详细的销售计划外，其他如未来发展、损益、资产负债等计划与实行，都需要以销售计划为基础。

计划的执行要有广泛而坚实的群众基础，计划的内容要及时告知销售人员，要进行合理地分工，安排好销售进度。定期对计划的执行情况进行检查、分析，发现问题及时纠正。如果企业外部情况发生某些变化，必要时还需对计划中规定的某些具体措施进行修改或调整，以保证达到预期的目标。如销售人员的月销售计划或季销售计划应该更详细、更具体。可以比照公司营销计划，将每周甚至每天的销售产品数量、应拜访的客户名单均列在月份计划中，并严格遵照执行。

1．简明的销售计划的内容至少应包含下述几点。

（1）产品计划，如公司销售的产品特色、效益、定位，以及产品能满足顾客的哪些方面的需求。

（2）渠道计划，如可以通过哪些方式进行分销。

（3）成本计划，即计划开支多少钱。

（4）销售单位组织计划，即具体工作中相关销售人员具体工作安排。

（5）销售总额计划，即各区域的销售以及各占比重分布。

（6）促销计划，即采用哪几种促销方式、如何做、力度有多大等。

2．销售经理所拟定的销售计划，不仅包括以销售额为主体的预算数值和计划的实施步骤，还应包括销售组织、产品、消费者、售价、销售方法、促销（包括广告和宣传、销售预算）等。

五、注意事项

1．配合已拟定的销售方针与政策制订计划。

2．拟定销售计划时，不能只注重特定的部门（或人）。

3．销售计划的拟定以全体销售人员均参与为原则。

4．勿沿用前期的计划，或订定惯性的计划。必须要制订新计划，确立努力的新目标。

六、实训成果

×× 年下半年 _____ 药品销售计划

项目八　校园体验

实训一　校园现场销售

一、实训目标

掌握与客户有效沟通的步骤和技巧，培养与客户的沟通交流能力。提升学生的销售技能。

二、实训要求

1. 以团队为单位进行校园销售，准备好产品展示台、产品、POP广告。

2. 选择合适的产品并进行相应的市场调查，准确地分析产品优、缺点，把握产品卖点。

3. 能用简练、准确、流畅的语言进行产品销售，使整个销售过程具有较强的感染力。

4. 能有效的处理顾客异议，具有把握交易时机的能力。

5. 具有良好的销售礼仪，熟悉顾客接待基本规范用语，语言表达清晰、举止大方得体。

6. 心理素质好，实训过程充满自信，具有较强沟通协调能力和团队合作能力。

三、实训内容

（一）活动背景

高职学生迈入大学校门后，与社会联系较少，缺乏社会实践经验，可是每位大学生都将面临毕业后成为职业人的角色转变。为尽快适应这种转变，也为激发学生的兴趣，培养学生的工作经验，锻炼学生社会实践能力，班级成员请以团队为单位在校园内进行某产品的现场销售。

（二）操作步骤

第一步：进行市场调查

（1）市场环境调查。

（2）市场供需情况调查（如不同品牌产品价格、质量等情况）。

（3）顾客状况调查（如消费者年龄结构、消费心理、消费水平等）。

（4）竞争对手状况调查。

（5）市场营销状况调查（如哪种促销方式学生比较喜欢）。

第二步：选定合适的产品

熟悉产品的功能、作用、特点、特征等。

第三步：产品的市场定位与定价

（1）对产品进行合理的市场定位。

（2）选择适当的定价方法对产品进行定价。

第四步：制定产品促销策略

采取有效的宣传及促销措施，吸引顾客，从而达到销售目的。

第五步：校园现场销售

（1）向对方介绍、展示产品。瞄准对方真正的需求、爱好等概括介绍产品能给对方带来的利益或好处。介绍时间不宜太长，内容不宜太多，要简明扼要。

（2）推荐产品，听取顾客意见，解答疑问。在推荐产品时，一方面要抓住对方的注意力，有选择地将信息准确而令人信服地传达给对方，使自己的想法能被正确地接受和理解。另一方面要注意观察对方和聆听对方的发言，并准确理解对方所传递的信息。

（3）促进成交。

（4）收银服务。在这个环节应做到"三声两到手"，三声指的是应有问候声、唱收唱付声和道别声。两到手是指双手把商品送到顾客手中，找零（如果有小票随同一起）送到顾客手中。

第六步：售后管理

四、知识储备

（一）接待礼仪

在接待顾客时，首先要求面带微笑、目光友善；其次注意接待基本规范用语，如

"欢迎光临""好的""请您稍等""让您久等了""对不起""谢谢您""请慢走"。当顾客不需要协助时，可以用："您请随便看看或请慢慢看，需要时请随时叫我。"等术语。

（二）顾客接待流程

1. 了解顾客购买产品的心理变化　详见图8-1。

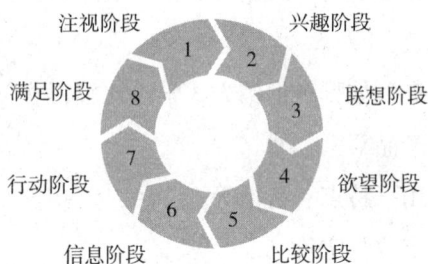

图8-1　顾客购买产品的心理变化

2. 掌握接待顾客程序　详见图8-2。

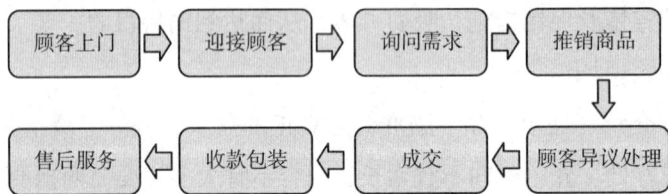

图8-2　接待顾客程序

（三）产品介绍

产品介绍包括产品基本知识：产品的名称、生产厂家和产地、功效、使用方法和产品科技含量、售后服务承诺等，要突出产品的特性、与竞争对手的对比优势，做到心中有数。

（四）产品销售

1. 了解产品

（1）了解自身及同行产品基本知识，并了解自身产品专业背景知识，详见表8-1。

表8-1　需了解的产品信息

硬件特性	产品质量、性能、品质、材料、制造方法、原材料、专业技术
软件特性	设计风格、色彩、安全设计、环保性能
使用知识	用法用量、操作方法、使用注意事项、售后服务
交易知识	价格、交易条件、附加服务、退货保证

2. 了解顾客

（1）了解顾客购买动机、心理和习惯。

（2）了解谁是购买决策者、影响购买决策者的人。

（3）了解顾客家庭收入情况，此外，还包括家庭支出模式，以及购买的方式、条件、时间、偏好等有关信息情况。

（4）多接触顾客，观察、了解顾客的需求。

3. 精通销售知识

（1）具备良好的沟通技能　如用顾客听得懂的语言来介绍产品，或以讲故事的方式、幽默的语言形象地描绘产品，以此来打动顾客。

（2）具备良好的判断能力　销售人员必须具备一定的"察言观色"的能力，针对不同的顾客，推荐不同的产品，这样成交率相对而言会高些。

（3）具备专业销售技巧　掌握专业的销售技巧虽然不能保证百战百胜，却能提高成交的比率。如销售技巧中的"是、但是"法，即首先不直接否定或反驳顾客的异议，而是表示理解，然后又证实顾客的观点并不全面，再进行委婉地解释。例如，顾客："现在一些保健品把功能宣传得可以包治百病，但是实际上没有什么功能。"营业员："是的，您说得很对，市场上一些保健品质量不过关，或者过度宣传功效。但是，我们的深海鱼油质量是有保证的，它的效果非常好！我们的产品原料是从美国进口的，并且在国内通过GMP认证的企业内生产，还在中央电视台有广告，质量方面肯定非常过硬。"

（五）顾客异议处理

顾客异议是企业收集信息的来源之一，也是促成交易的前奏。一旦顾客提出了真实的异议，推销人员才有可能进行针对性地介绍与解释。只要顾客提出的不是拒绝性异议或明显的托辞，就表明顾客可能已经对产品产生了兴趣。

当顾客对推销品、推销人员及推销方式和交易条件存在怀疑或抱怨，从而提出否定或反对意见。推销人员必须乐于接受顾客异议，善于倾听顾客的异议，并对顾客异议及时给予答复。例如，顾客对价格产生异议时，主要是想少出钱或寻找借口拒绝购买，这时推销人员可以通过强调产品带给顾客的利益和实惠，使顾客认识到花的钱是值得的，以此来化解顾客就价格提出的不同意见。

（六）促成成交

1. 洞察成交信号

销售人员要正确洞察顾客的成交信号，伺机促成交易。常见的成交信号有：①语言信号，如顾客愉快地主动提问问题，咨询产品的相关信息。②身体语言信号，一些动作可能是客户有意成交或准备成交的信号，如表情愉快、眼睛炯炯有神、阅读资料、记录产品的价格、反复审视样品、由紧张变为松弛、不断点头表示同意你的观点。

2. 有效表达成交意图　如可以直接明朗地向对方提出成交的建议或要求，或通过隐语、委婉的语句启发引导顾客领悟，并提示顾客采取成交行动。

3. 把握最后让步的技巧、时机和幅度　为了达到成交目的，必须把握好让步的技巧。在交谈过程中，要能初步对对方作出判断，如果对方较犹豫，可考虑作适当让步。一般而言，让步的次数不宜超过三次，否则会让对方觉得你还能再让步。

在交谈中让步的最佳策略是在开始时可以突出自己产品的特色，更关键是强调很适合对方；在交谈中依具体客户，可作必要的小小的让步。如果一开始就作较大幅度让步，这样对方反而不会相信这是最后的条件，可能还要继续纠缠；在沟通交流过程中，要让对方感觉到为了达成这笔交易你是迫不得已做出的最后牺牲，也是最后的底线了。正所谓"买卖不成仁义在"，要让对方感觉到你能作出如此让步，你是真心想与他建立长期的友好客户关系。

（七）售后服务管理

1. 明白客户服务的内容。如咨询服务、接待服务、提货服务、产品包装服务、送货服务等。

2. 了解处理客户投诉的流程，并能正确处理客户投诉（详见项目九实训一）。

五、注意事项

1. 校园销售注意消费者主要是学生。

2. 营业员要把握好与顾客接触的最佳时机。

3. 营业员在向顾客介绍产品时眼睛要看着对方，目光要自然柔和，保持自信，并要注意顾客及陪同人员的谈论内容与表情变化。

4. 现场销售尽量要有让顾客参与体验的环节。

5. 语气柔和亲切，语言条理清楚。

6. 注意在条件允许的情况下实现组合销售，以提高销售业绩。

六、实训成果

1. 收集销售活动现场图片资料。
2. 完成校园现场销售实训报告表。

校园现场销售实训报告表

实训项目	实训内容		
环境分析	优势：		劣势：
	机会：		威胁：
目标顾客分析			
购买产品预算及进度计划			

续表

推销活动的计划	销售前准备:
	正式销售计划:
	销售后计划:
销售策略	
销售过程中遇到的问题及解决方法	
费用预算	
利润合计	

续表

收获及感受	

实训二　校园创业策划

一、实训目标

掌握创业策划书的制订，培养学生创新精神、创业意识及团队意识，激发学生实践成才的热情，提升学生自主创业能力。

二、实训要求

1. 团队成员通力合作，选定项目并制订创业策划书。

2. 针对职业院校消费者特点，收集相关市场信息，了解各种政策；分析市场，发现市场机会，寻找合适的项目。

3. 在实训教师的指导下，形成一份完整的科学可行且具有可操作性的创业策划方案。

4. 各团队依项目方案制作PPT，并派代表进行项目陈述和答辩，陈述时间6~8分钟。由评委现场提出2~3个答辩问题，各团队可派任意一位选手作答，允许其他选手进行补充，答辩总时间控制在4分钟以内。

5. 每个团队选派一名代表和教师共同组成评审团，为各队陈述和答辩进行评分。按百分制进行评分，其中项目陈述占70%和现场答辩占30%，评选出最优的创业策划方案。

三、实训内容

（一）活动背景

为了培养学生的创新意识和创业精神，激发学生创业实践的热情，本实训项目要求学生在校园内进行自主创业，如创业项目具有可行性，学校可适当为创业提供场所支持。

各团队可根据特定的校园市场寻找合适的项目，并能根据市场的需求特点，进行项目的经营策划，制订项目策划方案。

（二）操作步骤

第一步：确定内容概要

包括项目背景、概况、过程和发展趋势等。

第二步：进行营销状况分析

（1）市场状况 目前产品市场、规模、广告宣传、市场价格、利润空间等。

（2）产品状况 目前市场上的品种、特点、价格、包装等。

（3）竞争状况 目前市场上的主要竞争对手及基本情况。

（4）分销状况 销售渠道、店铺相关要求等。

（5）营销环境状况 相关消费群体及其需求状况。

（6）团队内部条件状况 优秀团队成员及任务分工。

第三步：进行SWOT分析

第四步：制定营销战略、确定战术

包括市场调研、分析市场机会、市场细分、目标市场选择与定位，产品定价、销售通路、广告宣传、售后服务等。

第五步：进行财务预算

如店铺月销售收入预测、预算销售利润。

第六步：风险控制

包括风险来源与控制方法。

四、知识储备

一个创业策划是为能得到领导和相关人员或客户方面的大力支持而制定的，所以作为项目策划团队成员，不仅需要具备优秀的策划能力，而且要具有较强制作策划书的能力。

（一）项目策划书的作用与特点

项目策划书是指项目方为了达到招商融资和其他发展目标等目的所制作的策划书。

项目策划书的制定要求准确、完整、真实地反映项目策划的内容，并且策划书要能让决策者认同并信服所策划的内容，所以要有充分、有效的说服力。再者策划书一旦得到批准，将是执行项目活动的依据。

一份好的项目策划书的特点是：关注产品、敢于竞争、充分的市场调研、有力的资料说明、展示优秀团队、良好的财务预算等。项目策划书在阐述策划主题的基础上，要对策划的项目情况作一个简要的介绍，包括项目的背景、项目的概况、项目的发展趋势等，从而使领导和相关人员更多地了解项目的整体情况及业务模型，最终让相关决策者判断该项目的可行性。

（二）项目策划书的基本结构

1. 封面

（1）策划书的全称，如"校园××项目策划书"。

（2）策划部门与策划人员。

（3）策划时间。

2. 前言　前言是策划书正文前的情况说明部分，是对策划内容的高度概括，表述内容应简明扼要，以保证策划高质量地完成，具体内容可包括：策划原因、目的、策划的概况等。

3. 目录　可使决策者阅读时对营销策划书的结构一目了然，同时也方便决策者查寻方案具体内容。如果内容不多，也可省略目录。

4. 概要　是对项目策划书的总结性陈述，使决策者对策划内容和策划结论有非常清晰的概念，从总体上了解策划项目的情况。通过概要能理解策划者的思路、意图和观点。

5. 环境分析　环境分析一般要重点分析外部环境与企业内部条件，描绘环境变化的轨迹，形成令人信服的依据资料。通常需着重分析的因素有：对自己项目直接产生重要影响的相关宏观环境、竞争对手、消费者、自身产品、团队内部条件等。

6. SWOT分析　重点是对市场机会的把握和策略的运用。

7. 制定营销战略，确定营销战术　根据SWOT分析，提出企业营销战略，具体体现为：①确定目标市场战略。确定项目准备进入的细分市场。②确定市场营销组合战略。对选定的目标市场，制定营销组合战略；然后，将确定的营销战略具体化，形成一系列的营销战术或具体行动方案；并需全面考虑方案所涉及的各个因素、各个环节的所有内容，如项目执行人、执行时间、场所、活动费用、要求和预期效果等。

8. 预算及效益分析　策划书应关注成本和费用的预算，合理控制，力求让费用发挥最大的效益。

9. 营销控制　可把策划书中所涉及的所有项目的过程制定成一张进度表，具体标明项目要求完成的进度要求，以便执行、控制和检查。

10. 结束语　结束语应强调主要观点和策划要点。

11. 附录　附录是提供方案的客观证明。原始的统计资料、图片资料及有助于决策者更好地理解方案内容的资料，都可列入附录。若项目策划存在第二、第三备选方案，则要求在附录里列出其概要。附录还应标明顺序，以便查找。

（三）项目策划书的写作技巧

项目策划书对可信性、可操作性及说服力方面的要求特别高。因此在撰写时应注意相应的技巧。

1. 要有足够的理论依据　欲提高方案内容的可信性并使决策者接受，策划者必须为自己的观点寻找足够的理论依据。

2. 适当举例　可通过正、反两方面的案例来证明自己的观点，增强说服力。

3. 突出重点和特色　无论是项目介绍、策划分析还是营销执行方案都需突出重点和特色，让决策者一看就明白、一听就心动，以便说服决策者采用。

4. 尽量用数据说话　方案中的观点最好都有数据作为依据，所有数据必须是有出处的、客观的、可靠的。

5. 运用图表帮助理解　图表可提高页面的美观性，从而调节决策者阅读时的情绪。

6. 注意细节，消灭差错　一份策划书在打印前要反复仔细检查，不允许出现任何差错，特别是对专业术语等应仔细校对。如不断出现错别字或漏字，策划者会给决策者留下的印象较差。

五、注意事项

1. 团队成员共同参与编写项目策划书，能集思广益，激发成员积极性。

2. 项目策划中的销售计划部分要简明紧凑、实事求是。

3. 目的要明确，销售计划的制定必须以提高经营业绩、可持续经营、发展壮大为目的。

六、实训成果

1. 项目介绍

项目的特征	功能	特色

2. 营销策划

营销手段、方式	特色	备注

3. 优秀团队成员及分工

	姓名	职务	职责	备注
团队 成员				

4. 预期收益

项目	售价（元）	预期月销售量	预期月销售额（元）	备注

附：

利润表

编制单位：　　　　　　　　　　　　　　　　年　　　月　　　　　　　　单位：元

项目	行次	年累计金额	本月累计金额
一、营业收入	1		
减：营业成本	2		
税金及附加	3		
销售费用（广告费和业务宣传费等）	4		
管理费用（员工费、水电、交通费等）	5		
财务费用（利息费用）	6		
二、营业利润	7		
加：营业外收入	8		
减：营业外支出	9		
三、利润总额	10		
减：所得税费用	11		
四、净利润	12		

5. 经费预算

项目	内容	金额
前期市场调研费		
前期宣传推广费		
采购费		
其他费用		

6. 经营策略

7. 风险控制措施

8. 撰写项目策划书

_____校园创业策划书

项目九　医药营销公共关系

实训一　客户投诉处理

一、实训目标

掌握客户投诉处理的基本方法，能处理顾客不同类型投诉，以树立服务营销的理念、塑造企业良好形象。

二、实训要求

1. 认识到处理好客户投诉的重要性，持有面对客户投诉的正确态度，掌握处理客户投诉的原则和步骤。

2. 以事先分好的团队，每组6～8人，按操作步骤具体实施。

3. 根据给定资料背景，初步拟定方案，并在一定条件下进行情景模拟。

三、实训内容

（一）活动背景

2017年11月8日，刘先生（男，56岁）提着中药（菊花、葛根、益母草、川芎、黄芩），气势汹汹地来到中药柜前，把药朝店员王芳一扔，说："你们怎么搞的，同样的处方，这次吃了中药感觉要比上次的差，以前我吃了中药后感觉好多了，可是这次吃了你们的中药还是老样子，老毛病没有任何改善，你们看，这中药是不是放置时间太长了，上面好像还有霉变的痕迹，或者你们卖的中药是以假乱真，以次充好，你们不给我退钱，给不出合理解释，我就不走了，看你们怎么做生意！"

针对以上情况，请你以王芳的身份处理这起投诉事件。

（二）操作步骤

第一步：详尽地记录该顾客投诉的全部内容，包括投诉者、投诉时间、投诉对象、投诉要求等。

第二步：确定客户投诉的类型，再判定客户投诉理由是否充分、投诉要求是否合理。如投诉不能成立，应迅速答复客户，委婉地说明理由，以求得客户谅解。

第三步：按照客户投诉内容分类，确定具体的受理单位和受理负责人。

第四步：在调查确认造成客户投诉的具体责任部门、个人及原因的基础上，参照客户投诉要求，提出解决投诉的具体方案。

第五步：客户投诉处理有结果后，应由业务经理将处理结果及时向客户反馈。不能对客户的投诉处理没有下文、不了了之。所有投诉记录分支机构销售经理都应保存完好，存档备查。

四、知识储备

处理客户的投诉是一项非常具有挑战性的工作，对药学服务业从业者来讲，如何有效地处理客户投诉也是一个亟需解决的问题。

如果客户投诉能得到及时有效的处理，一方面可以挽回客户的信任，促使产品和服务更好地改进，提高客户的忠诚度；另一方面能优化员工服务质量，提高工作效率，进而维护企业的社会形象，提升产品知名度。否则有可能给客户造成不良印象，引起客户的不满，造成客户流失，甚至引发诉讼和媒体曝光，影响企业的公共关系和社会形象。

（一）客户投诉的主要类型

从营销的角度看，药学服务中客户投诉的主要类型有以下几种。

1. **价格投诉** 有针对产品价格过高投诉的，还有投诉标价不清晰、商品不全、经常缺货或特价断货等现象。

2. **质量投诉** 质量投诉主要是因为包装变形乃至破损、商品变质或过期等。如中药材发生霉变的现象，是药店服务中会遇到的。

3. **服务投诉** 主要有投诉营业员服务态度不佳、服务不规范、收银作业不当、专业知识不牢固或新品供应不及时等。

4. **安全环境投诉** 投诉卖场不明亮、不宽敞、卫生环境差，导致购物环境不佳。

5. **其他投诉** 如投诉营业时间、商品退换等相关问题。

（二）处理客户投诉的原则

1. **预防为主的原则** 企业防患于未然是对客户投诉处理的最重要原则。主要做到三点：①要求企业必须改善管理，建立健全各种规章制度；②加强企业内、外部的信息交流，提高全体员工的素质和业务能力；③树立全心全意为客户着想的工作态度。

2. "先处理情感、后处理事件"的原则 出现客户投诉，投诉人的心情往往是非常不好的，这时首先应该顾及客户的感受，关注客户的心情，安抚其情绪。其次关注事件，各部门通力合作，力争在最短的时间内全面解决问题，给投诉者一个及时圆满的答复，决不能互相推诿责任、拖延答复。

3. 制度化管理的原则 要求企业相关人员按照处理程序处理客户投诉，对每一起投诉都要进行详细记录，通过记录可以为企业吸取教训、总结投诉处理经验、加强投诉管理提供实证材料。

（三）面对客户投诉的态度

客户投诉是在销售过程中对销售人员、销售的产品、交易条件等提出的疑问或反对意见。作为一个接待人员，客户的投诉态度可能多样化，是不可控因素。作为医药销售人员唯一可以控制的就是自己。在面对客户投诉时，一个合格的销售人员首先应该做到以下几点。

1. 冷静、调整情绪 如果确实出现了不公正的局面或者哪怕客户投诉属于非合理投诉事项的，也一定要先提醒自己："稍安勿躁"，特别是不要与客户发生正面的争执或者直接谴责对方。要意识到客户的投诉意味着对企业的不放弃，意味着对企业的帮助，意味着企业有改进的机会。因此对于客户投诉要"心怀感激""热烈欢迎"。此时，接待人员要有接受客户情绪的心理准备，要用同理心待客，即认同、理解客户的心态，换位思考，尽量体会客户的心理感受。如"王先生，我很理解您此时的心情，请坐下来喝杯茶慢慢说。"又如："李先生，任何一个客人遇到您这样的情况都会有脾气，我很抱歉这样的情况发生了。现在，请您先休息会，我马上给您处理。"

处理好情感，就有可能得到客户的理解和配合，在此基础上，再去处理事件，则会有效得多。

2. 认真聆听，适当引导，并做好相应的文字记录 客户投诉时难免急躁甚至恶语相向、指手画脚，此时接待人员要注意做到聆听，以确保你的理解与对方所表达的意思相吻合。为了防止遗漏客户所表达的意思，更好地帮助解决客户遇到的问题，最好能适当地询问客户一些问题，并用纸和笔记录下客户话语中的关键字眼，如投诉者的姓名、年龄、性别、家庭住址、联系方式、购买产品的种类及数量、购买时间、购买价格等基本信息，使用/服用产品出现的状况，想要购买的产品的名称、厂家信息等，对店面装修和陈列的建议，对销售人员服务态度的建议，对此次投诉问题的预期解决方式等。当面记录客户所反馈的问题，并向客户复述一遍，或请客户核对信息。

在处理投诉时，可以先确定客户投诉的类型，再判定客户投诉理由是否充分，投诉要求是否合理。

3. 想方设法平息抱怨 接收到客户的投诉信息后，接待人员要想方设法平息客户的抱怨。由于客户投诉多数是想发泄情绪，只要得到了同情和理解，消除了怨气，心里感觉平衡后，投诉事件就容易解决了。

如果接待人员确定投诉理由和投诉类型后，确认该投诉是马上能解决的问题（如卫生环境差、收银作业不当等），接待人员应该立即调整、改正，并对客户关心本店的行为表示感谢。如果是接待人员不能立即给出答复的，要按照投诉内容分类，确定具体的受理单位和受理负责人。如属于质量问题，交由质管部门处理。

如客户投诉事项属于非合理投诉事项的，接待人员必须向客户耐心解释，力求马上化解矛盾，防止事态恶化。当然这并不意味着要出卖原则和人格，而应尽可能运用已有的专业知识和服务能力来应对客户所提出的问题。对于难以说服的客户，可寻求店长或部门负责人帮助，出面协调。

（四）处理客户投诉的礼仪

1. 微笑 中国有句古话叫"伸手不打笑脸人"。微笑是不分文化、种族或宗教的，面带微笑是世界各地情感沟通的手段。在处理客户投诉时，微笑也能帮助缓和气氛，获得客户的信任，更快地解决客户投诉。

2. 自信 客户投诉有时候并不是由于企业的原因，如中药材霉变，就有可能是客户自行储存过程中没有注意通风防潮而引起的，所以接待人员不要一遇到投诉就对自己的企业和产品表示怀疑，而要把对企业和产品的信心传递给客户，根据客户的描述进而理性分析，跟客户一起寻求解决问题的办法。

3. 注意措辞 在处理客户投诉时，要多站在客户的角度考虑问题，说出客户内心最想表达的意思，从而换取客户的信任，这样也更利于对投诉问题的解决。

（五）范例解析

2017年9月16日，王先生（76岁）去药店买药（复方氨酚烷胺片），药品的价格为7.8元。9月15日因感冒去某医院输液，老王无意间发现该医院药品价格公示栏中公布的与其在药店购买的复方氨酚烷胺片相比价格低2.1元（医院与药店的复方氨酚烷胺片的生产厂家、生产日期及批号、包装、规格等完全一样）。第二天，王先生拿上在药店购药的凭证和该药店发放的宣传单，来到药店找到店员陈美询问原因。原来前段时间药店对外发放宣传单承诺该药店所售药品是全市最低价，王先生信以为真，自从那次后只要买药王先生就认准了该药店，如今他感觉自己上当受骗了。王先生毫不客气地质问陈美："不是说你们药店的药价是全市最低吗？可今天我去医院，这种药比你们药店的价格还低2.1元。你们这是商业欺诈！今天要不给我个说法，我就去投诉。"

分析上述案例，回答下列问题：

（1）如何处理上述案例中出现的投诉？

（2）填写药店顾客意见及投诉受理卡。

药店顾客意见及投诉受理卡

编号：20170916-01   被投诉单位：××药店

投诉者姓名	王××	性别	男	年龄	76岁	联系电话	134×××××××
工作单位或家庭住址		×××小区					

投诉内容：

    顾客王××认为本店所售药品价格与本店发放的宣传单承诺（全市最低价）不一致，同一个生产厂家、同种规格和包装、同一生产批号和日期的复方氨酚烷胺片在本店售价（7.8元）比某医院药房价格高2.1元。该顾客出示了他在本店购药的凭证和本店发放的宣传单，认为这是商业欺诈，要求给个说法。

受理投诉人：陈美   受理日期：2017年9月16日

处理情况	被投诉部门陈诉或核实： 本店严格按照公司统一规定价格出售药品，没有主动调价行为。顾客出示的购药（复方氨酚烷胺片）的凭证和宣传单具有真实性。本店已妥善进行安抚和稳定顾客情绪相关工作，并留下联系方式，建议尽快安排人员到某医院进行核实，调查后如发现顾客反映的情况属实，建议给予差价补偿或退货并道歉。	
	签名：张×× 2017年9月17日	

	质管科意见：
	    同意门店处理意见。
		主管经理：
		    同意。

	负责人签名：刘×× 2017年9月18日	签名：张×× 2017年9月18日
处理结果	经过与顾客协商，本店已进行解释、道歉，顾客表示接受，同时赠送小礼品表示感谢。	
备注	赠送药店现有小礼品一份。	

五、注意事项

1. 隔离：应对投诉，可适当将客户引导到一个相对独立的空间沟通，千万不要在大庭广众之下处理。隔离沟通是控制矛盾的关键。

2. 倾听客户投诉时，要报以同情心，让客户能自由表达、发泄出来，不要插话。

3. 要学会引导客户聚焦是什么让他产生不满。

4. 接待客户的态度一定要诚恳，让客户感受到你处理问题的态度和能力。

5. 给客户提出解决方案时要注意征询客户的意见，让客户觉得他被重视。

6. 最后还要对客户表示感谢，感谢客户的意见和建议。

六、实训成果

1. 药学服务投诉有哪几种类型？

2. 接待投诉人员时应询问哪些信息？

3. 活动背景中顾客投诉的主要原因是什么？

4. 沟通的意义

5. 店员与投诉人员沟通时应注意的事项

6. 填写药店顾客意见及投诉受理卡（见附表）

附表：

药店顾客意见及投诉受理卡

编号：　　　　　　　　　　　　　　　　　　　　　　　　　　　被投诉单位：

投诉者姓名		性别		年龄		联系电话	
工作单位或家庭住址							

投诉内容：

受理投诉人：　　　　　　　　　　　　受理日期：　　　　年　　月　　日

处理情况	被投诉部门陈述或核实：
	签名：　　　　　　　　　　年　　月　　日
	质管科意见：　　　　　　　　　　　主管经理：
	负责人签名：　　　年　月　日　　签名：　　　　　年　月　日
处理结果	
备注	

实训二　危机公关管理

一、实训目标

掌握医药企业危机公关的步骤、方法以及处理原则，以达到维持企业可持续发展的目的。

二、实训要求

1. 掌握医药企业危机公关的处理原则。

2. 认识到处理好危机公关的重要性，掌握危机公关的处理步骤。

3. 以事先分好的团队，每组6～8人，按操作步骤具体实施。

4. 根据给定资料，采取团队讨论的方式，拟定处理方案，由各团队代表总结发言。

三、实训内容

（一）活动背景

一对夫妻因生意受到重创而轻生，口服了某企业生产的大量安定片后竟然美美地睡了一觉后生还，当时的一家报纸报道了这件事，并且称这种药为假药。其实这是一种毒副作用极小的但具有很好安眠效果的药品。面对突如其来的危机，请考虑该药厂应如何处理这件事。

分析上述案例，并思考下列问题：

（1）应对此事件实施危机公关的步骤。

（2）调查了解危机情况，并分析如何给予恰当处理。

（3）危机公关处理的原则。

（二）操作步骤

第一步：掌握危机事件的全面情况

（1）了解危机事件发生的时间、地点及概况。

（2）了解危机事件产生的伤害损失情况。

（3）了解危机事件发生的原因。

（4）了解危机事件发生后媒体（报刊、电视、广播、网络）的反应。

第二步：危机预测分析

了解相关情况后，要对可能发生的危机作出预测、分析。预测危机发展状况，可能发生哪些危机，对各方面可能带来什么影响。

第三步：制定危机公关方案

（1）制定危机公关的计划，确定应对不同危机公关处理的不同方法。

（2）确定相关部门及其人员的责任和应该采取的措施。

（3）成立危机公共小组，并确定相关部门的公关活动、时间及活动安排。

第四步：选择具体的危机公关方法

（1）与客户充分沟通，做到知己知彼，充分研究市场环境，确认企业危机发生的可能性和成因。

（2）根据危机发展的可能性，制定危机公关的应急方案，做好未雨绸缪。

（3）根据危机预案，迅速形成执行计划，以便运筹于帷幄。

（4）面对危机，迅速组建危机管理小组，并组织执行团队，预测局势变化趋势，以调整应急措施。

（5）确定组织发言人，发言人代表组织向内外公众介绍事实真相，发言时能切实传达领导集团的意思，态度诚恳，并应具备口才好、应变能力强等才能。

（6）根据客户需求及具体情况，及时调整、制定有效危机处理方案，力争将伤害降到最低，并做到危机处理过程及时汇报。

第五步：总结经验

工作结束后及时总结经验教训，完善危机预案，撰写总结报告。

四、知识储备

公共关系指一个医药企业运用各种传播手段使企业与相关公众之间形成双向交流，使双方达到相互了解和相互适应的管理活动。公共关系在树立企业和产品良好形象、协调关系、增加沟通、处理危机等方面有不可替代的重要性。

（一）公共关系的作用

公共关系有助于完成以下任务：参与新医药产品的市场开发、协助老产品的重新定位、建立客户对某类医药产品的兴趣、维护已出现问题的产品等。

公共关系是"内求团结、外求发展、塑造形象、协调关系"的营销艺术，是一项与企业生存发展密切相关的事业。其功能主要包括塑造形象、交流信息、协调沟通、处理危机和增加效益。

医药企业在营销活动中，难免会碰到诸如药品质量问题、药物不良反应、公众误解与投诉、不正当竞争等危机事件，由于危机爆发后可能会给医药企业带来巨大的经济损失和形象伤害，甚至导致企业倒闭。此时，对于医药企业而言，不仅要面对激烈的市场竞争，而且还要应付各种突发事件危机，公关需要适时适当地控制和纠正对企业不利的公众舆论，及时将改进措施公之于众，避免扩大不良影响，从而收到化消极为积极、尽快恢复声誉的效果，以期妥当地处理危机，使不利影响因素降到最低。

（二）公关从业人员所应具备的基本素质

1. **广泛的学科知识**　公关理论知识、公关实务知识、相关医药学科知识。
2. **较高的思想水平**　自信乐观、热情真诚、开放进取、坚定自律等。
3. **合理的能力结构**　组织管理能力、语言表达能力、公众交往能力、宣传推广能力、创造能力等。
4. **适宜的心理素质**　较强的心理承受能力、成熟的思维方式、开放的性格、广泛的兴趣爱好、良好的气质等。
5. **具有良好的公共关系意识**　形象意识、互惠意识、信誉意识、服务意识等。

（三）医药营销危机公关处理原则

任何一家企业在这个纷繁复杂的市场环境下，都会遇到一些不同程度的公共关系危机，而在这个网络高度发达、媒体泛滥的时代，危机蔓延速度是非常快的，在你犹豫不定或处理不力的时候，事件的负面效应将会被成倍地放大。处理不当将给企业带来毁灭性的灾难。

企业面临危机公关时应果断采取应对行动，以便化解危机或把危机带来的负面效应控制到最低。以下几点应对危机公关的原则可有效化解危机甚至起到积极的作用。

1. **承担责任原则**　危机发生后，应及时把所有质疑的声音与责任都承接下来，不能含糊其辞，而后采取最负责任的态度与行动迅速对事件做出处理。并通过新闻媒介向公众致歉，从而赢得公众的理解和信任。

其实很多危机事件发生后媒体与消费者甚至是受害者并不十分关心事件本身，更在意的是责任人的态度。冷漠、傲慢、推诿等态度会增加公众的愤怒，把事件本身的严重性放大，甚至转移批判这家企业的道德层面问题。

2. 真诚沟通原则　很多事只要能恰当的沟通都会被顺利解决。首先要与企业全体员工进行沟通，让大家了解事件细节，以便配合进行危机公关活动。其次要马上与受害者进行沟通，主动联系受害者，以平息其不满的情绪，以及开通专线电话接听相关投诉，负责人亲自慰问与会见受害人等。随后尽早与媒体进行沟通，向媒体提供真实情况及随时提供事件发展情况，向公众说明事实真相，促使双方互相理解，消除疑虑与不安，避免负面影响。

3. 速度第一原则　在危机出现的最初 12 ~ 24 小时内，社会上充斥着谣言和猜测。因此企业必须当机立断，快速反应，果决行动，与媒体和公众进行沟通，从而迅速控制事态。切不可因为看似很小的问题，没有引起重视或缺乏危机处理经验等，而错过了最佳处理时机，致使事件不断扩大与蔓延。

4. 系统运行原则　在进行危机管理时必须系统运作，绝不可顾此失彼。只有这样才能透过表面现象看本质，创造性地解决问题，化害为利。

危机的系统运作主要是做好以下几点。

（1）以冷对热，以静制动　企业高层应镇定自若，以减轻企业员工的心理压力。

（2）统一观点，稳住阵脚　在企业内部迅速统一观点，清醒认识危机，稳住阵脚，万众一心。

（3）组建班子，专项负责　成立危机公关小组，这样既可提高效率，又可对外口径一致，使公众对企业处理危机的诚意感到可以信赖。

（4）果断决策，迅速实施　由于危机瞬息万变，必须最大限度地集中决策使用资源，迅速做出决策，系统部署，付诸实施。

（5）合纵连横，借助外力　危机来临时和政府部门、行业协会、同行企业及新闻媒体充分配合，联手对付危机，增强公信力、影响力。

（6）循序渐进，标本兼治　当企业发生危机时应先客观全面地了解整个事件，而后冷静的观察问题的核心关键问题及根源，研读相关法规与规定，把问题完全参透，或聘请专业公司把脉支招。在控制事态后，及时准确地找到危机的症结，对症下药，谋求治"本"。

5. 权威证实原则　企业发生危机时若自身没有问题，通常都会急于跳出来反驳，与媒体、消费者，甚至政府打口水仗，这样的结果往往是即使弄清楚了事实的真相也失去了公众对其的好感，更容易导致事件的扩大，甚至关乎企业诚信问题、社会责任问题等方面，导致"有理的事反倒没了理"。

正确做法是以一个积极的态度配合调查，对媒体及公众的质问不做过多的言辞，而后马上请第三方权威部门介入，让权威部门为自己说话，有了证据之后再主动联系媒体，让媒体为自己说话，必要的时候再让消费者为自己说话。如果自己确实有责任与过失，那就更不要自己出来说过多的话，只说一句："对不起，我们承担全部责任"而后用事实来证明，在稳定了公众情绪后借助媒体与相关部门进行危机公关，如发布企业的改正进程，不会对消费者造成太大危害等，消除消费者的不满情绪，博取同情。

五、注意事项

1. 制定方案时，应对危机及时作出判断，掌握监测舆论情况，控制事态的发展，力争第一时间解决。

2. 寻找负面新闻源头，快速联络媒体停发不实新闻，尽量清除不实或恶意消息、文章。

3. 应对危机，应提前准备媒体沟通标准话术，以问答形式，发放给客户相关部门和危机团队成员。

4. 危机出现时，主动联系媒体，澄清事实、正面传播，消除负面影响。

5. 协同企业领导，与危机当事人、政府部门、专家学者等进行解释和汇报，取得官方信任，从根源和权威层面消灭危机。

六、实训成果

1. 简述公共关系及公共关系危机。

2. 简述危机公关的含义，以及危机公关处理应遵循怎样的原则。

3. 简述危机公关人员应具备哪些方面的基本素质。

4. 结合案例，思考应对此事件实施危机公关的步骤和方法。

5. 结合案例，分析在危机公关方面，对此事件应具体调查、了解哪些方面的情况？

6. 面对案例中的危机，试制定相应的公关方案。

实训三　医药客户联谊会策划

一、实训目标

锻炼学生对医药客户关系的处理，提高其对医药客户联谊会的策划能力。

二、实训要求

1. 初步认识公关策划的重要性，掌握处理医药客户关系的方法、步骤。
2. 以事先分好的团队，每组 6～8 人，进行方案的设计策划。
3. 根据给定背景资料，拟定方案，制作 PPT 并进行陈述。
4. 评选最优策划方案。

三、实训内容

（一）活动背景

专注于中医药事业发展的某医药股份有限公司，近年来公司在广大客户的大力支持下，取得了长足发展，经营业绩稳步增长。为继续给客户提供安全放心、质优价廉的药品，进一步提升公司知名度和美誉度，公司决定在年终举行一次客户联谊会，以感谢客户的厚爱。公司把此任务交给市场部经理全面筹划，制定客户联谊会活动方案。

客户联谊会规模：相关专家学者 10 人，经销商及医药公司经理 50 人，终端药店店长 50 人，医院药剂科主任及药房主管 50 人、相关科室医护人员 40 人等。

假若你是市场部经理，请你为此次联谊会制定一个具体的联谊会策划方案。

（二）操作步骤

第一步：活动背景定位

通过组织相关活动，加深渠道人员对公司及产品的认识和了解，使商家更深入地认可公司及产品。另一方面，加强公司与渠道成员的沟通，扩大公司产品销路，提升对公司的信心。

第二步：明确活动主题

活动主题一定要鲜明、有创新，以使活动策划的内容围绕主题目标进行设计。

第三步：确定邀请对象

邀请对象分为联谊会的受约参会人员及联谊会主持人、现场礼仪接待及工作联络人员等。

第四步：活动前的筹备工作

（1）成立活动会务组，明确负责人，确定外联组、后勤组、礼仪组。

（2）制作联谊会的活动计划及其项目进程表。

（3）选择会议地点。

第五步：活动的实施程序

（1）会议部分　一般有签到、开场视频、领导致辞、讲座、互动答疑、合影等环节。

（2）宴会部分　一般有开场鼓乐、领导祝福、颁奖、互动游戏等环节。

第六步：活动经费预算

相关活动所需费用的详细预算。

第七步：会后事宜

（1）了解客户的反应，做好客户返程服务工作。

（2）整理并保存客户资料。

（3）制作影像资料。

四、知识储备

医药企业不仅需要建立与内部各要素的相互联系，而且需要与系统外部环境进行各种交往沟通。交往沟通是公共关系的基础，任何公共关系的建立、维护与发展都依赖于主客体的协调沟通。

在医药市场营销活动中，只有实现信息沟通，才能使企业的内外部信息得到交流，从而使企业与外部各界达到关系协调，使企业在良好的市场环境中不断发展和壮大。

公共关系营销的工具有很多，如新闻发布会、座谈会、演说、论坛、企业举办的展览会、联谊会和其他大型活动等，这些宣传效果能达到提升企业知名度和美誉度，而公共关系可对医药营销活动的顺利进行奠定基础。

范例:

寻参之旅策划活动方案

第一部分　活动前期准备

1. 活动背景定位　在激烈的医药市场竞争情况下,各经销商一直大力支持本公司,使本公司的客户关系、市场份额等都取得了丰硕的成果。为了答谢各级经销商长期以来的良好合作,本公司感恩各经销商的一路同行,特组织此次观察人参种植基地及品尝道地人参的活动。

2. 活动主题　"探人参奥秘　品人参文化"

3. 活动目的

(1)通过观看人参宣传片,让贵宾深切感受道地人参艰难生长的整个种植过程,让其更深入了解人参。

(2)通过新鲜人参产品发布会,推介企业销售的政策与服务。

(3)通过参观人参种植基地、感受道地人参生长的艰难,感悟"人生",培养销售人参的信心。

(4)促进公司与客户之间的沟通与交流。

4. 活动时间　8月3日～8月6日。

5. 邀请对象　公司各省分部领导、各省连锁药店老板、总经理、特邀嘉宾及金牌销售员等若干名。

6. 活动负责部门安排

总协调:市场部。

协调跟进:销售部、营销部。

物资准备:财务部、采购部、营销部。

人参基地参观总指挥:市场部经理。

人参宴会总指挥:销售部经理。

总协调:销售部经理。

接待人员:市场部、销售部全体人员。

摄影:外聘(营销部负责)。

7. 活动内容　确定参会人员的报到、参观种植参地、安排人参宴、客户返程、物料准备等系列内容。

附:寻参之旅项目安排表(略)

附:参观、采挖人参种植基地路线及人员安排表(略)

附：物料安排表（略）

附：新鲜人参产品发布会议程表（略）

8．费用预算　略。

第二部分　参观、采挖人参活动

安排客户参观人参种植基地，由本公司相关员工带路，以增进与客户之间的沟通与交流。

相关人员提前将参地划分为均衡的面积，并设计好立牌，立牌上标明"人参的品种、年龄、产量（kg）、价值、面积"等信息。由种植基地人员进行详细地讲解，在事先备好采挖工具的选定参地，经参把头进行古老而又神圣的起参仪式后。让市场精英们亲身体验鲜人参复杂的采挖过程，感受采挖人参的艰难。

附：参观、采挖人参种植基地路线及人员安排表（略）

第三部分　品尝道地全参宴

人参之所以珍贵，就在于它成长过程和特性的与众不同，扎根一处，三年开花，再经历三年生长，每一根珍贵的人参都是与天斗、与地争，不屈不挠，顽强的生命历经岁月磨炼才真正成为百草之王。为了能更多、更好的将健康产品共同推向市场，共同致力于推广大健康事业，特为各地受邀市场精英配备道地全参宴。让尊享这份荣耀和礼遇的市场精英们，为中药创新发展和国民健康事业再度助力，造福全人类。

1．举办地点　**酒店一楼宴会厅。

2．举办形式　围桌形式，每席10人。

3．宴会目的

（1）以人参为主题的全参宴，目的是让人参销售从膳食开始，更加增进客户销售的信心。

（2）提升客户和消费者对人参药膳的进一步认识，避免服用误区。

（3）增强对公司品牌人参经营活动的宣传效果。

4．活动议程安排　略。

5．活动场地布置

（1）外部场地布置及活动安排

①酒店入口处，设置红色拱门及灯笼球，营造喜庆热烈的活动气氛。

②设置领导及主要嘉宾专用停车区域，做好安保服务。

（2）内部场地布置及活动安排

①入口到会场的通道，设置主题指示牌，现场指引来宾前往活动区域。

②会场入口处一侧，设置签到桌、签到用品及主题背板，背板设计人参的背景图。

③工作人员为来宾发放1支人参贴图，贴在背板合适的位置，所有参贴图贴上去刚好组合成1支人参图案。

（3）会场内部布置及活动安排

①会场主席台设置司仪台、音响设备、投影设备、鲜花桌摆及主题背景画面。

②观看人参宣传片。

③安排领导讲话、员工表彰、客户颁奖活动。

④新鲜人参产品发布。主要分三部分内容：人参专家讲解人参的价值和销售机遇；种植专家讲解人参种植、生产、加工的奥秘；营销专家指导如何做大、做强鲜人参的销售。

第四部分　各部门工作任务划分

总指挥部：提前两天组织人员检查接待场地的设备设施、卫生情况；以及本方案有关时间限定部分的落实跟进情况，人、车、物的到位情况；摄像等服务工作落实情况。

销售部：提前一周将邀请信或邀请函发送出去，与会前一天，各区域销售联络人再具体落实，确定汇总反馈实到人数，并通知主管负责人。跟踪各项横幅的挂置情况是否到位，签到接待人员提前进行培训，落实到人。对收集的信息进行整理交营销部制作通讯录。

营销部：在会议之前7月20日左右制作准备好所有客户的邀请函（内附活动流程），并由销售人员登门邀请客户，由销售经理和销售人员负责联系跟进。准备好影像资料、制作通讯录。

此次活动参加人数多，影响广泛，接待质量将影响公司与客户的长久合作，希望各部门及员工通力合作，圆满完成接待工作任务。

五、注意事项

1. 邀请客户参与，需要提前发放邀请函，并在会议前两天要再次落实。

2. 选择合适的时间和地点。时间一般不宜过长，地点应选择交通方便、面积适宜的会场。

3. 注意互动答疑、合影等环节的细节。

4. 如有颁奖环节，要注意颁奖环节的相关安排。

六、实训成果

_____客户联谊会活动策划方案

参考文献

［1］甘湘宁. 医药市场营销实务［M］. 2版. 北京：中国医药科技出版社，2013.

［2］周光理. 医药市场营销案例与实训［M］. 北京：化学工业出版社，2011.

［3］张学琴. 市场营销实务［M］. 北京：北京师范大学出版社，2011.

［4］陆国民. 医药市场营销技术［M］. 北京：中国医药科技出版社，2011.

［5］王娜玲. 市场营销［M］. 长沙：湖南大学出版社，2012.

［6］王效东. 市场营销理论与实务［M］. 北京：北京师范大学出版社，2009.

［7］刘诗洙. 医药市场营销与管理［M］. 西安：第四军医大学出版社，2011.

［8］聂振江. 药品营销技术［M］. 北京：中国轻工业出版社，2012.